Emna Marmech

Pneumotórax durante as primeiras 24 horas de vida:

Emna Marmech

Pneumotórax durante as primeiras 24 horas de vida:

Factores de risco e gestão

ScienciaScripts

Imprint
Any brand names and product names mentioned in this book are subject to trademark, brand or patent protection and are trademarks or registered trademarks of their respective holders. The use of brand names, product names, common names, trade names, product descriptions etc. even without a particular marking in this work is in no way to be construed to mean that such names may be regarded as unrestricted in respect of trademark and brand protection legislation and could thus be used by anyone.

Cover image: www.ingimage.com

This book is a translation from the original published under ISBN 978-620-6-71715-7.

Publisher:
Sciencia Scripts
is a trademark of
Dodo Books Indian Ocean Ltd. and OmniScriptum S.R.L publishing group

120 High Road, East Finchley, London, N2 9ED, United Kingdom
Str. Armeneasca 28/1, office 1, Chisinau MD-2012, Republic of Moldova, Europe
Managing Directors: Ieva Konstantinova, Victoria Ursu
info@omniscriptum.com

Printed at: see last page
ISBN: 978-620-8-53492-9

Conteúdo

1 INTRODUÇÃO

Pneumotórax (PNO) é um patologia freqüentemente encontrado em neonatologia. O seu impacto é difícil de determinar, uma vez que pode passar despercebido. No entanto , continua a ser mais comum no recém -nascido (1 - 2%) por ingestão para criança grande (1,2 - 28 por 100.000), podendo acometer até 30% dos recém-nascidos (RN) sob ventilação mecânica .

O pneumotórax pode ocorrer em recém-nascidos com ventilação espontânea ; esta é a PNO espontânea que ocorre em um parênquima pulmonar saudável e é chamada de PNO espontânea primária ou na patologia pulmonar subjacente e é chamada de PNO espontânea secundária .

É uma emergência diagnóstica e terapêutica que pode causar insuficiência respiratória e circulatória potencialmente fatal .

O diagnóstico clínico às vezes é difícil. A certeza diagnóstica está na radiografia de tórax . Resulta num descolamento mais ou menos grave da pleura .

O tratamento que deve ser imediato, vigoroso e controlado para evitar complicações de hipoxemia, hipercapnia e retorno venoso anormal depende da importância do derrame e varia de acordo com os hábitos da equipe médica dada a ausência de recomendações para a realização de PNO . durante o período neonatal.

Na Tunísia, poucos estudos se concentraram na determinação da prevalência , fatores de risco , modalidades progressivas e tomada responsável por essa condição durante o período neonatal.

É nesta perspectiva que o presente trabalho tem como objetivo determinar os fatores de risco para ocorrência de pneumotórax nas primeiras 24 horas de vida em recém -nascidos internados unidade de terapia intensiva neonatal e expor os diferentes métodos de obtenção responsável .

2 PACIENTES E MÉTODOS

I. Estrutura do estudo:

Nosso estudo é realizado na unidade de neonatologia e terapia intensiva neonatal da maternidade e centro de neonatologia de Tunis (CMNT), um serviço de cuidados neonatais de nível III. Os serviços de Ginecologia-Obstetrícia do CMNT são serviços de referência na drenagem de gestações de alto risco.

Parte da actividade do serviço é gerida nas creches. Crianças na — creche || nos setores obstetrícia são separado dos seus mãe e não se beneficia sem supervisão pediátrica especializado fora do horário de expediente pediatras .

Os critérios de admissão em creches incluíam :

- Recém-nascidos assintomático com suspeita de infecção materno-tetal
- Recém-nascidos de mães diabéticas que necessitam monitoramento de açúcar no sangue
- Recém-nascidos ter retardo de crescimento intrauterino , oligoidrâmnio , polidrâmnio, malformações que requerem explorações externas
- Recém-nascidos cujas mães estão em tratamento medicinal pode interferir com seu equilíbrio glicêmico
- Recém-nascidos cujas mães apresentam um trombocitopenia
- Recém-nascidos prematuro entre 35 e 37 semanas assintomáticas
- Recém-nascidos tendo apresentado uma adaptação imperfeita para a vida extrauterina e, tendo precisar um pequeno reanimação tipo ventilação com pressão positiva (PPV) com boa recuperação

A hospitalização secundária pode ser necessária.

A internação na unidade de terapia intensiva do departamento foi indicada para qualquer recém-nascido sintomático. Os motivos de internação foram amplos, incluindo desconforto respiratório neonatal em RN a termo ou próximo ao termo, sem melhora após 2 horas de Hood, possibilidade de doença ou malformação suscetível a descompensação súbita (cardíaca, metabólica, etc.), partos prematuros <34 semanas , asfixia perinatal....

II. Métodos:

Trata-se de um estudo retrospectivo, descritivo e analítico de 96 crianças internadas na unidade de neonatologia e terapia intensiva neonatal do CMNT durante um período de dois anos, de 1º de novembro de 2014 a 31 de outubro de 2016.

II.1 1 Critérios de inclusão:

O nosso estudo consistiu no recrutamento de recém-nascidos (RN) internados no serviço no período escolhido, que tivessem apresentado pneumotórax nas primeiras 24 horas de vida e tivessem beneficiado de cuidados no âmbito da medicina e reanimação neonatal.

Os pacientes foram recrutados na sala de parto. Todos os recém-nascidos internados no serviço foram avaliados pela equipe médica presente.

Em nosso estudo foram incluídos todos os recém-nascidos nascidos no CMNT e internados no serviço durante o período do estudo e com idade gestacional (IG) entre 27 e 42 semanas completas de amenorreia (SA) e peso ao nascer (PN) >700. gramas.

O diagnóstico de PNO foi suspeitado com base em critérios clínicos e confirmado por radiografia de tórax:

J Critérios clínicos : Angústia respiratório ; um

cianose ; dessaturação ; distensão de um hemitórax ; a abolição dos sopros da vesícula biliar , A

enfisema subcutâneo

J Critérios Radiológicos : Hiperclaridade bem definida com desaparecimento do parênquima pulmonar

A escolha da população controle foi feita ao acaso e incluiu recém-nascidos com desconforto respiratório cujo nascimento acompanhou ou precedeu os casos na cronologia imediata.

II.2 2 Critérios de exclusão:

Excluímos do nosso estudo:

J. NN transferida após o nascimento para a Maternidade e atendimento secundário do setor (externos).

J. Recém-nascidos que apresentaram PNO além das 24 horas de vida.

J. Recém-nascidos com menos de 27 semanas de idade e/ou cujo PN <700 gramas, para os quais foi tomada uma decisão colegiada de abster-se de reanimação (DNR: não reanimar) com, no entanto, apoio (paliativo), incluindo aquecimento e alimentação forçada. A atitude não tem sido pragmática e, em alguns casos, foi adoptada uma acção terapêutica incansável para certos recém-nascidos de gravidezes ditas "preciosas", particularmente quando as possibilidades de procriação subsequente estão comprometidas. (mãe idosa, patologia materna grave, esterilidade parental, histerectomia hemostática, etc.)

II.3 3 Coleta de dados:

As informações referentes a cada observação foram registradas em ficha individual dos prontuários. (Anexo 1)

O formulário incluía diferentes variáveis referentes às características maternas, ao curso da gravidez (patologia da gravidez, corticoterapia antenatal, etc.), ao curso do período perinatal, às características do NN e às circunstâncias de ocorrência da PNO, suas características, bem como os cuidados terapêuticos e modalidades em evolução.

- **Características maternas** :

Os dados relativos à mãe foram coletados especificando idade materna, origem geográfica, profissão, escolaridade, consanguinidade, paridade, histórico médico em especial diabetes e hipertensão arterial. Especificamos se a mãe recebeu corticoterapia antenatal em caso de parto prematuro, bem como antibioticoterapia prescrita durante as 4 horas anteriores ao parto em caso de:

- Ruptura prematura das membranas, definida pelo rompimento da bolsa d'água por mais de 12 horas antes do início do trabalho de parto.
- febre isolada (acima de 38°C)
- corioamnionite
- infecção do trato urinário ou qualquer outra infecção.
- **O curso da gravidez:**

Algumas informações foram esclarecidas:

^ Acompanhamento da gravidez: considera -se uma gravidez monitorizada se o número de consultas de pré-natal for pelo menos 4, distribuídas regularmente ao longo da gestação com um número mínimo de ultrassonografias pré-natais de 3

^ A natureza das patologias crônicas e aquelas associado

 durante a gravidez (toxemia, diabetes gestacional, etc.), bem como tratamento continuou .

^ Se fosse uma gravidez induzida, os métodos de procriação eram especificados.

^ Modalidades de corticoterapia antenatal: número de doses recebidas, natureza da molécula administrado (dexametasona Ou Betametasona) bem como o prazo para sua administração Antes parto (menos ou mais de 4 horas) . moléculas usado Atualmente são :

> Betametasona (Célestène): na dose de 12 mg/dia em dose única IM, 2 dias seguidos.

> Dexametasona (Soludecadron): a uma taxa de 6 mg*2/dia IM, 2 dias seguidos. Esta molécula é usada em quase todos os casos no CMNT. Um curso de tratamento foi considerado completo se esta molécula fosse administrada a 12 mg. duas vezes ao dia IM.

Diz-se que um ciclo está incompleto se uma dose única tiver sido administrada mais de 4 horas antes do parto.

- **Parto:**

Especificamos a via de parto: parto vaginal (BVA), com ou sem manobras, ou por cesariana. Foi determinado o momento da cesárea antes ou durante o trabalho de parto, bem como o motivo desta indicação: resgate materno e/ou fetal.

- **O recém-nascido:**

Especificamos idade gestacional , sexo, índice de Apgar e medidas ao nascimento. Especificamos o horário e o motivo da admissão

- **Diagnóstico de pneumotórax:**

O diagnóstico positivo de PNO foi feito na maioria dos casos na radiografia de tórax. A radiografia de tórax possibilitou classificar a PNO de acordo com sua gravidade em separação simples, PNO moderada ou PNO grave. Este último foi feito sistematicamente em todos os recém-nascidos com desconforto respiratório ou em qualquer recém-nascido em ventilação mecânica, ou durante a piora clínica. O aspecto radiológico correspondeu à presença ou associação das seguintes imagens: Hiperlucência com desaparecimento do parênquima pulmonar no lado afetado ; Diminuição ou ausência de vascularização pulmonar ; Aumento do volume do hemitórax afetado; Alargamento dos espaços intercostais; Achatamento da cúpula diafragmática do lado afetado ;

Desvio do mediastino e/ou coração e/ou traqueia com redução do volume do pulmão saudável; silhueta de coração estreito.

O PNO foi considerado como:

z Mínimo se o descolamento for inferior a 20 - 25% do volume pulmonar total

z Moderado se o descolamento estiver entre 25% e 40% do volume pulmonar total

J Grave se o descolamento for superior a 40% do volume pulmonar total

A PNO foi classificada como PNO espontânea se o neonato não recebeu VPP. É chamada de PNO espontânea primária ou idiopática se ocorrer no parênquima pulmonar saudável e é chamada de PNO espontânea secundária se ocorrer em uma patologia pulmonar subjacente.

No caso de PNO sufocante desde o início, o diagnóstico foi suspeitado no exame físico (piora de um DRNN até então bem controlado e não respondendo à reanimação bem conduzida associada ou não à assimetria auscultatória; ausência de elevação do tórax à aplicação de um VPP, redução ou abolição do sopro vesicular.) e a tomada nenhuma carga foi iniciada sem esperar que o raio-x fosse tirado

• **A tomada na carga geral :**

Além dos cuidados comuns a todos os recém-nascidos (aquecimento , incubadora, condicionamento, monitoramento, cuidados com o cordão umbilical, colírio, injeção de vitamina K, abordagem venoso,...), alguns tratamentos foram administrado com base na IG e condição inicial dos pacientes bem como patologias associado :

J. Se houver suspeita de infecção maternofretal (SIMF), uma terapia antibiótica destinada à fretalidade materna tem sido estabelecido associando betalactâmicos e aminoglicosídeos . Esse atitude seria revisado secundariamente dependendo dos dados anamnésica , clínica , paraclínica e progressiva .

J Para NN de AG < 34SA , o citrato de cafeína foi usado para prevenir a apnéia idiopática de bebês prematuros. Este tratamento foi administrado em dose de ataque inicial de 20 mg/kg no primeiro dia em dose intravenosa única, seguida de dose de manutenção de 5 mg/kg/dia.

Especificamos o momento, tipo e duração dos procedimentos invasivos como: intubação, colocação de cateteres venosos centrais, exsuflação, drenagem torácica.

Abaixo estão os suportes ventilatórios adotados em nosso serviço:

(Anexo 4)

Tabela I: Suportes ventilatórios para a unidade de atendimento neonatal

	Significa	Configurações
CPAP nasal	Driver do sistema de fluxo infantil	s Taxa de fluxo 8l/min é PEEP 5 a 6 cm de água s FiO2 para SpO 2: 88-92%: AG<30SA/PN< 1250gr 90-94 %: AG >30SA /PN>1250gr
SEGURO	Surfactante exógeno : CUROSURF	Intratraqueal : 100mg/kg
VC	Babylog 8000/Stephany (modo convencional)	SIMV: s Vazão 8l/ min Pi:16-20cm H2O PEEP:3-5 cmH2O Frequência : 40-60 ciclos/ min sVT:4-6ml/kg s Volume minuto: 200-3000ml/kg/ min está Ti em função do PN -750-1000 g:Ti =0,25-0,3 s -1000g-1500g: Ti=0,3s ->1500get>34 SA:Ti =0,35s ->34 SA:Ti =0, 35-0,4s
OHF	Sensor Medis/Stephany (modo OHF)	Fluxo 20l/ min s Ti=0,5 seg. s MAP>2 comparado ao MAP no Babylog (a menos que enfisema , diminuir em 2) s Se OHF desde o início : PAM = 10-12 cmH2O: aumentar 1 a cada 5 minutos, mas nível líquido em 15 sem exceder 20 (meta FIO2>35%), exceto excepcionalmente s Frequência: 15Hz para bebês prematuros : se baixa adesão, queda de 2-3 s Pico a Pico: comece em 30-35 e adapte -se de acordo função DE vibrações e pCo2
NÃO	Óxido nítrico	s Se termo NN : 10ppm até 20ppm s Se NN prematuro : 2ppm e aumentar 2ppm a cada 10 minutos para atingir o máximo de 5ppm , excepcionalmente 10ppm s Desligado: se metemoglobina >5%

A captura na carga ventilatória de nossos doente obedeceu a um protocolo pré-estabelecido em nosso unidade de cuidados neonatal (UTIN).

Este protocolo é o seguinte :

Tabela II: Protocolo ventilador da unidade de cuidados neonatal

Apoiar	Indicações
CPAP nasal	qualquer DRNN em bebês prematuros com síndrome alveolar radiológico além das contra-indicações ✓ Desde o início : se AG >30SA e/ ou PN<1000gr Se 30 SA<AG<34SA com 1000gr <PN<1250gr ✓ Nas primeiras 2 horas de vida para: NN 30SA<AG<34SA e PN>1250gr se FiO2>30% AG>34 SA, se FiO2>40%
SEGURO	✓ Desde o início : se AG <30SA e/ ou 750gr< PN<1250gr

	Se o PN<750gr jntubação - sufactante - ventilação convencional (VC) então extubação - CPAP, a ser considerada após 1 hora de CV. ✓ Nas primeiras 2 horas de vida para NN de AG >30SA e /OU PN>1500 gr, se FiO2>30%
VC	Depois do fracasso de 1 я nCPAP ✓ Se AG<30SA (após administração do surfactante) : FiO 2>50% ✓ Se AG:30-34SA:FiO2>65% ✓ Se AG>34 SA; FiO2>65% e PCO2>60mmHg ✓ Apneia recorrente
OHF	✓ PN<1500gr em SIMV: se FiO2>70% e PAM>9mmHg e/ou PCO2>60mmHg ✓ PN>1500gr, em SIMV: se FiO2>70% e/ou PAM>12mmHg e/ou PCO2>60mmHg
NÃO	✓ HAP: FiO2=100% e SaO<88% com PO2<50mmHg ✓ FiO2>50% e dados de ultrassom compatíveis com HAP

. as modalidades de tomada responsável pelo PNO na UTIN :

A captura responsável pelo PNO dependia da gravidade e tolerância clínico e consistia qualquer tem:

> Uma atitude expectante : consistia colocar o NN sob hiperóxia com Fio2 = 100% se Trata-se de uma PNO mínima, assintomática , sujeita a rigoroso e rigoroso monitoramento clínico e radiológico.

> Exsuflação retransmitida ou não por drenagem torácica . As técnicas de exsuflação e drenagem são descrito nos apêndices 2 e 3

> Ficar para drenagem através monitoramento clínico e radiológico rigoroso e rigoroso foi indicado em casos de PNO espontânea primária mínima que se resolveu completamente após exsuflação com estado hemodinâmico e neurológico estável .

> Drenagem torácica imediata, não precedida de exsuflação, se o estado do recém-nascido for estável e houver PNO moderada a significativa .

> A ventilação mecânica foi indicado em todas as RNs com verão drenado . Em caso indisponibilidade da máquina de ventilação mecânica , o recém-nascido era colocar hiperóxia sob CPAP.

> Para tratar o recém-nascido para SIMF com germes atípicos notavelmente em caso de PNO espontânea primária e em presença de um história infecciosa

II.4 Análise estatísticas :

Mineração e análise de dados estatística ter foi realizado utilizando o software SPSS 19 .

• **<u>Estudo descritivo :</u>**

- variáveis qualitativas , temos frequências simples calculadas e frequências relativas (porcentagens)

- Para as variáveis qualitativas e calculamos médias, medianas e desvios-padrão (desvios-padrão) e determinamos o intervalo para as variáveis quantitativas.

- **Estudo analítico :**

- Comparações de duas médias em séries independentes foram realizados utilizando o teste t de Student para séries independentes e em casos de fraqueza eficaz pelo teste não paramétrico de Mann Withney .

- As comparações de duas porcentagens em séries independentes foram realizados por meio do teste qui2 de Pearson e caso de invalidez, pelo teste exato de Fisher.

- **Procure por fatores de risco :**

- Estudo univariado: A busca de fatores de risco foi realizada em calculando o Odds ratio, que representa o número de vezes que a probabilidade (risco) de um evento (ocorrência de PNO) é multiplicado em caso exposição para um fator por comparação à não exposição.

-Estudo multivariado : Para identificar fatores de risco ligados de forma independente ao evento , realizamos uma análise multivariado em regressão logística método descendente passo a passo (na primeira etapa , apresentamos todos os fatores cujos "p"s são 0,05 pol. univariadas e aquelas cujos "p" estão entre 0,05 e 0,15, e de passo a passo etapa eliminamos o fator que possui o "p" menos significativo. A análise multivariada permitiu calcular odds ratio ajustadas, medindo o papel específico de cada fator.

A diferença entre dois parâmetros é considerada significativa quando o limiar de significância "p" é inferior a 0,05.

II.5 Definições:

- **Ruptura prematura de membranas**

A ruptura prematura das membranas é definido como sendo uma ruptura do âmnio e do córion no pólo inferior do óvulo antes do início do trabalho de parto e ficou retido diante de um fluxo líquido claro, abundante, de ocorrência súbita e repetida. As medições de gases sanguíneos não puderam ser realizadas em certos casos por falta de recursos.

- **Estado de morte aparente:**

Quando o índice de Apgar no 1º minuto de vida é inferior a 3, o RN é

considerado em estado de morte aparente, refletindo uma falha na adaptação à vida extrauterina. Os sinais clínicos são: movimentos respiratórios ineficazes ou mesmo ausentes: apneia (ou suspiros) - frequência cardíaca < 60/min (ou mesmo frequência cardíaca 0)
-Cianose (e/ou palidez) intensa e generalizada

- **Asfixia perinatal:**

O diagnóstico de PNA foi feito com base em elementos clínicos e anamnésicos (SFA, HRP, placenta prévia hemorrágica, hemorragia T3....) e Apgar no 5º minuto inferior a 7/10. Lá

- **Infecção materno-fetal (IMF):**

O diagnóstico de infecção materno-fatal foi suspeitado com base em uma série de argumentos anamnésicos (ruptura prematura e/ou prolongada de membranas > 12 horas, febre materna, queimação urinária, leucorreia, líquido amniótico fétido, prematuridade inexplicável, SFA inexplicada, hiperleucocitose materna, aumento da PCR materna), clínica, biológica (hiperleucocitose. , trombocitopenia, neutropenia, PCR >6 mg/l) e confirmado por dados bacteriológicos.

- **Doença da membrana hialina (MMH):**

O diagnóstico de MMH foi feito com base em critérios clínicos e radiológicos: tratava-se de um DRNN de início progressivo, desenho significativo associado a infiltrado alveolar difuso e bilateral e redução do volume pulmonar.

- **Hipertensão arterial pulmonar (HAP):**

O diagnóstico de HAP foi feito com base em critérios clínicos e radiológicos: DRNN grave com necessidade muito elevada de oxigênio; uma diferença entre a saturação de oxigênio supraductal e subductal>ou = 10% um recém-nascido que piora sua cianose com a menor estimulação e uma radiografia do tórax que mostra pulmões limpos ou uma
Ligeira lesão parenquimatosa contrastando com a gravidade do quadro clínico e por fim ausência de sopro cardíaco. Pneumotórax nas primeiras 24 horas de vida : fatores de risco e manejo responsável
Pacientes e Métodos A confirmação por ultrassonografia Doppler não foi possível.

- **PNO sufocante :**

Estamos falando de pneumotórax sufocante ou pneumotórax sufocante compressivo quando um acúmulo anormal ar entre as duas camadas da pleura causa asfixia por pressão nos pulmões; O pneumotórax sufocante é caracterizado por pressão pleural superior à pressão atmosférica. É fatal devido a problemas circulatórios (tamponamento de gás)

- **N-CPAP (pressão positiva contínua nasal):**

Também chamado de CPAP nasal (pressão nasal positiva contínua nas vias aéreas). A PEEP é administrada através de dispositivos nasais a um recém-nascido com ventilação espontânea. A PEP nasal pode ser aplicada com sonda nasal ou com dispositivo de aceleração de fluxo que permite manter pressão positiva durante todo o ciclo respiratório da criança (sistema Infant Flow).

- **VC: ventilação convencional**

Neste tipo de ventilação, o respirador gera variações cíclicas na pressão das vias aéreas, cuja pressão máxima é chamada de pressão inspiratória máxima (Pi max). Principal técnica de ventilação em recém-nascidos, permite vários modos de ventilação, sendo os dois principais a ventilação controlada e a ventilação assistida ou auto-disparada.

- **VAC : ventilação assistida controlada :**

Este modo é denominado, por um lado, assistido porque o respirador dá uma respiração cada vez que a criança faz uma ligação e aciona o ciclo, e por outro lado controlado porque se a criança não estiver respirando, a máquina entrega um mínimo definido pelo o operador.

- **SIMV: ventilação assistida controlada intermitente:**

Este modo é semelhante ao VAC com a única diferença de que o número de ciclos assistidos não excede a frequência definida pelo operador. Se a criança fizer ligações além da frequência definida, a máquina permite que ela respire espontaneamente, mas não fornece respirações.

- **OHF: Oscilação de alta frequência:**

Utiliza pequenos volumes correntes, muitas vezes menores que o espaço morto, e frequências extremamente rápidas (>5 Hz ou cinco vezes a frequência natural do paciente; 1 Hz = 60/min). Nós distinguimos:

- ventilação por interrupção de fluxo de alta frequência , muitas vezes abreviado VHF.

-ventilação por oscilação de alta frequência (OHF) : o volume corrente é produto ativamente pelo movimento para frente e para trás uma membrana ou um pistão.

Em nosso serviço, é utilizou o modo de interrupção de fluxo de alta frequência (Babylog 8000 HFVT).

II.6 Coleta de dados bibliográficos

Utilizamos os sites Science Direct e Pubmed para busca de artigos recentes, consultando as seguintes palavras-chave validadas no Pubmed: Pneumotórax - recém-nascidos - fatores de risco - dificuldade respiratória - emergência

Esta bibliografia ajudou-nos a compreender o trabalho, nomeadamente no que diz respeito à metodologia a seguir e à introdução dos resultados, e permitiu-nos comparar os nossos resultados com os das séries publicadas e observar e comentar alguns enviesamentos do estudo.

Nas bibliotecas das 4 faculdades de medicina não foi produzida nenhuma tese sobre PNO neonatal.

II.7 Considerações éticas e conflitos de interesse

Não temos conflitos de interesse em relação a este estudo.

3 RESULTADOS

A. CARACTERÍSTICAS DA POPULAÇÃO DO ESTUDO:

I. Dados gerais:

Durante o período de 1º de novembro de 2014 a 31 de outubro de 2016, registramos 28.800 nascidos vivos na maternidade e centro de neonatologia de Tunis, incluindo 5.540 internações na unidade de terapia intensiva neonatal. Os motivos de internação variaram entre prematuridade, infecção, DRNN e outras condições.

O desconforto respiratório neonatal representou o principal motivo de internação.

I.1 Incidência de PNO durante os primeiros 24 anos de vida

Durante o período do estudo, diagnosticamos 136 casos de pneumotórax, dos quais 104 casos foram excluídos do nosso estudo. Os recém-nascidos excluídos do nosso estudo foram distribuídos da seguinte forma:

Dia 6 Caso nascido fora

J 10 casos dos quais o PN era inferior a 750g e/ ou a IG foi inferior a 27 semanas

J 88 casos de PNO ocorridos além de 24 horas de vida No total, incluímos **32 casos em nosso estudo.** A incidência de PNO nas **primeiras 24 horas de vida é de 1,1/1.000 nascimentos.**

Sessenta e quatro recém-nascidos cuja internação precedeu ou imediatamente após a admissão dos casos estudados e que foram internados por DRNN foram escolhidos como controles.

I.2 Prevalência de PNO em comparação com outros DRNNs:

A RD, todas as causas e todas as idades gestacionais combinadas, afetaram 6,4% das NV e constituíram 34% dos motivos de internação em terapia intensiva (dados não publicados).

A prevalência de PNO neonatal durante desconforto respiratório neonatal foi de 5,4%.

A PNO nas primeiras 24 horas de vida foi diagnosticada em 32 casos, representando uma prevalência de 1,6% em comparação com todas as causas de DRNN.

II. Características maternas:

II.1 1 Idade materna:

A idade materna média foi de 31,7 anos com extremos de 21 e 42 anos. A maioria das mulheres tinha entre 30 e 34 anos anos. As mães com mais de 35 anos representaram 31,3% dos casos. A distribuição das parturientes por idade está resumida na Figura 2

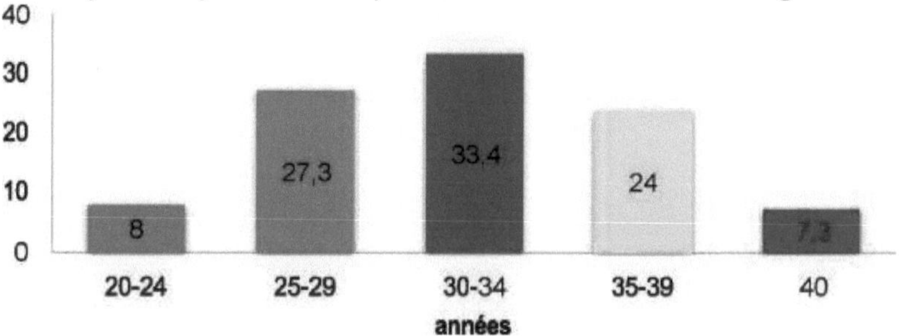

Figura 1: Distribuição das parturientes por idade

II.2 2 Outras características maternas:

Mais de dois terços das parturientes (69,3%) eram donas de casa. As transferências intrauterinas foram observadas em 6 casos.

Foi encontrada uma patologia materna associada à gravidez em 16,7% das parturientes com particular predomínio para a hipertensão crónica (6,7%) que associada à diabetes (4,7%) representou mais de dois terços das patologias maternas crónicas.

Nota-se que quase um terço das parturientes eram primíparas e que 41,3% das mulheres eram primigestas.

A consanguinidade parental foi observada em 12,8% dos casos.

Observamos história de morte em irmãos em 1 caso aos 6 meses de idade. A etiologia mantida foi uma doença metabólica

Nenhuma história de PNO foi observada em irmãos ou pais.

III. Características da gravidez e do parto

III.1 Curso da gravidez:

- A gravidez foi espontânea em 100% dos casos
- O monitoramento da gravidez foi considerado conforme em 87,5% dos casos.
- Foram registrados 2 casos de gestações múltiplas.
- A toxemia da gravidez complicou 12,5% das gestações - Diabetes

gestacional durante a gravidez foi observado em 21,9% dos casos

- O líquido amniótico estava em quantidade normal em 27 recém-nascidos, uma taxa de 86,4%.
- 3 casos de placenta prévia, ou seja, 9,6%.
- Foi relatado um único caso de hérnia diafragmática com hipoplasia pulmonar diagnosticada no período pré-natal. Foi observado outro caso de agenesia renal na sequência de Potter (trata-se de uma série de malformações características do recém-nascido após oligoidrâmnio).

Tabela III: Características da gravidez

Curso de gravidez	Número	Percentagem(%)
Acompanhamento compatível da gravidez	28	87,5
Gravidez unifetal	30	93,8
RPM superior a 12H	4	12,5
Toxemia da gravidez	4	12,5
Diabetes gestacional	7	21.9
Oligoidrâmnio	5	15.6

III.2 Características do parto :

> **Cadastro da RCF**

- Parto é complicado por um Sofrimento fretale agudo ; em 6 recém-nascidos ou seja, uma taxa de 18,8%.

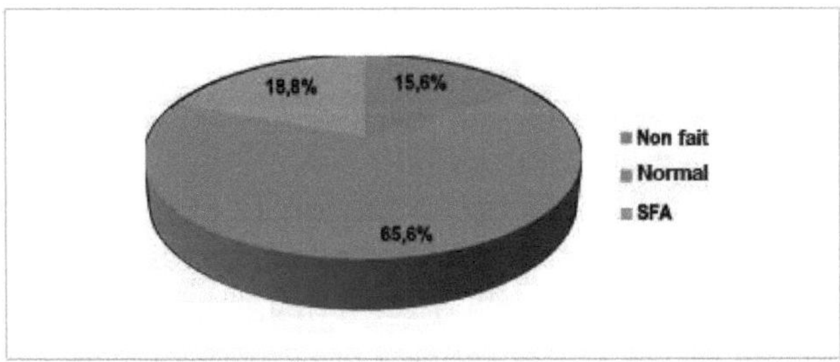

Figura 2: Cadastro RCF

- Um líquido amniótico mecônio foi encontrado em 1 recém-nascido e 3 casos de líquidos amniótico matizado ou 9,4% dos recém-nascidos .
- Apenas um caso hematoma retrô placentário foi encontrado .
- Uma corda circular foi observado em 3 casos ou 9,4%
- 5 recém-nascidos tive um apresentação de assento ou 15,6%
- **Modo de entrega :**
- A taxa parto cesáreo (quente e frio) era de 59,4%. Cesariana era

realizado em emergência em 7 casos e ela era eletivo em 12 recém-nascidos ou seja, 60% do total de cesarianas e 37,5% dos casos de PNO.

- A entrega instrumental por fórceps foi observado em 1 caso. Modalidades de entrega estão resumidos na Figura 3

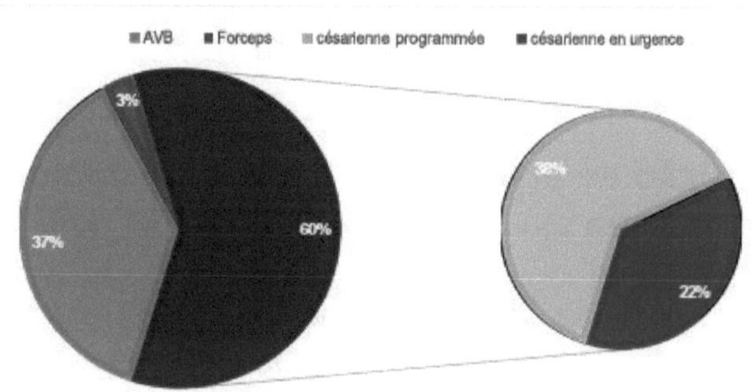

Figura 3: Os diferentes modos de entrega

4. Características dos recém-nascidos:

IV.1 Distribuição por sexo:

A proporção sexual (M/F) foi de 1,6. É, portanto, uma predominância masculina.

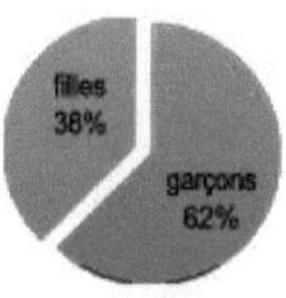

Figura 4: Distribuição por sexo

IV.2 Distribuição de acordo com o peso ao nascer:

O peso médio ao nascer foi de 2.636 g, com peso mínimo de 1.150 g e peso máximo de 4.360 g. A população de muito baixo peso ao nascer representou 15,6% da população estudada. A Figura 5 resume a distribuição da população de acordo com o peso ao nascer.

Figura 5: Distribuição segundo peso ao nascer

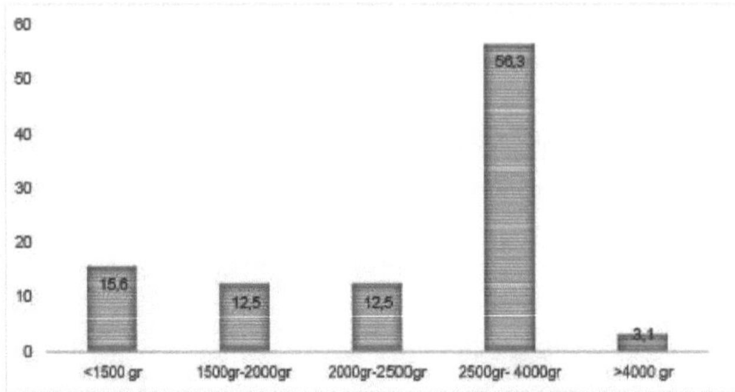

IV.3 Distribuição de acordo com a idade gestacional :

-A IG média em nossa série foi de 35,7 semanas com extremos variando de 28 a 41,3 semanas

- Metade dos recém-nascidos eram prematuros (IG < 37 semanas), dos quais 25% eram extremamente prematuros. A prematuridade foi espontânea em 10 casos.

- Nenhum recém-nascido nasceu pós-termo (IG > 42 semanas)

A Figura 6 resume a distribuição da população de acordo com o peso ao nascer.

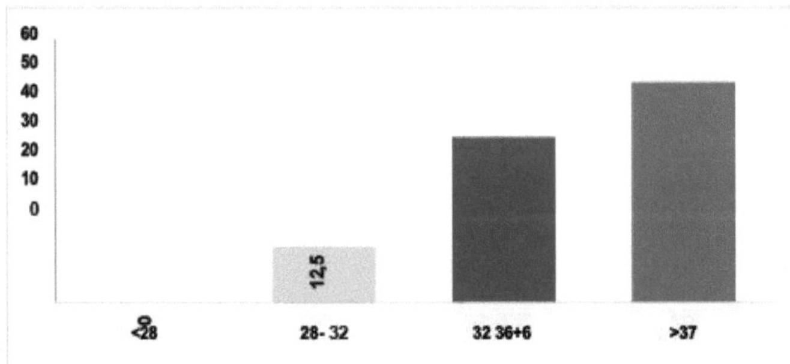

Figura 6: distribuição de acordo com idade gestacional

IV.4 Condição dos recém-nascidos na sala de parto :

- Dois pacientes nasceram em estado de morte aparente (Apgar em 1min <3)
- uma pontuação de Apgar <= ^{7} na 5ª série minuto foi anotado em 18,8% dos recém-nascidos
- A ventilação com máscara na sala de parto foi utilizado em 12 recém-nascidos ou 37,5%.
- Oito recém-nascidos foram intubados na sala de parto

- RCIU foi observado em 2 casos

B. CARACTERÍSTICAS DO PNEUMOTÓRAX

1. Análise geral:

- O diagnóstico de PNO foi suspeitado clinicamente e confirmado por radiografia de tórax em 30 RN. Em dois casos a PNO ocorreu imediatamente após o nascimento: o diagnóstico foi suspeitado clinicamente diante de um estado de morte aparente que não respondia à reanimação bem conduzida . A descoberta casual de um PNO na radiografia foi relatada em 7 casos: Este foi um descolamento mínimo da pleura.
- principal manifestação da PNO foi a polipnéia superficial em 78% dos casos. A frequência respiratória mediana foi de 75 ciclos/min.
- mediana do escore de Silverman (SS) foi 4 com variação de zero a oito; Sinais de luta foram marcantes em 8 recém-nascidos, com SS >4 (25%). SS foi mínimo entre 0 e 1 em 3 recém-nascidos, ou 9,4% dos casos.

A cianose foi observada em 59,4% dos recém-nascidos, com dessaturação extrema de até 12%. A SaO2 nem sempre foi mencionada devido ao aparecimento muitas vezes súbito de PNO, necessitando de tratamento urgente.

- Em 50% dos casos, a PNO foi diagnosticada antes do H1 de vida e em 25% dos casos nas primeiras 12 horas de vida; As Figuras 7 e 8 mostram respectivamente a distribuição do tempo de ocorrência do pneumotórax de acordo com a idade gestacional e de acordo com o peso ao nascer. Todos os recém-nascidos com peso ao nascer >2.500 desenvolveram PNO na primeira hora de vida. As Figuras 7 e 8 mostram a distribuição do tempo de início da PNO segundo IG e peso ao nascer

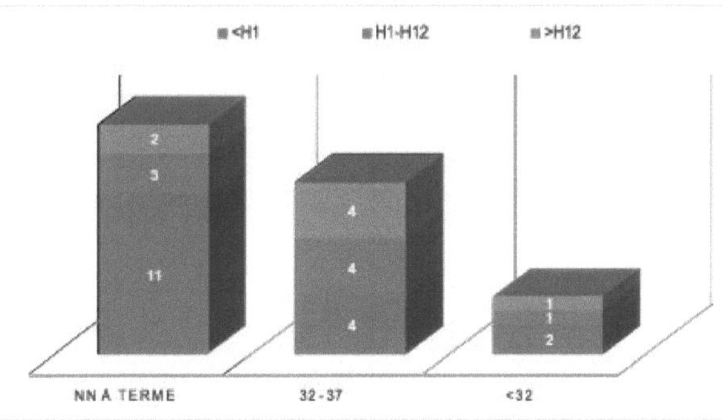

Figura 7: Tempo de ocorrência do pneumotórax e idade gestacional

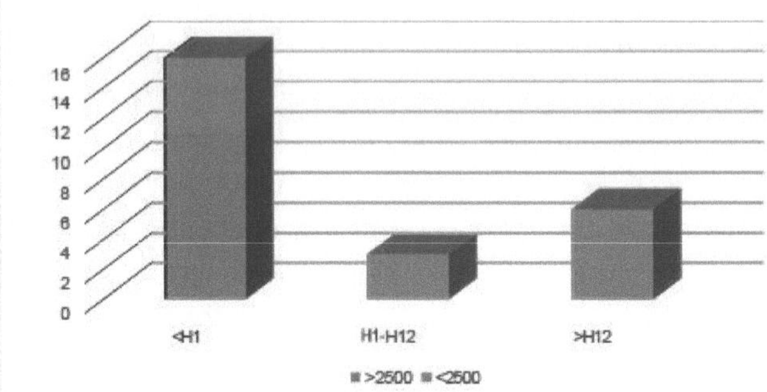

Figura 8: Distribuição do pneumotórax segundo peso ao nascer e época de ocorrência

- Sinais de gravidade (distúrbios hemodinâmicos ou neurológicos) foram observados em 15 recém-nascidos, ou 46,8% dos casos.
- O PNO foi imediatamente sufocante em 31,2%. Foi mínimo em 28,1%.
- PNO foi associada a pneumomediastino em 7 casos .
- A PNO foi classificada como espontânea em 59,3% dos casos

se de uma PNO espontânea primária em oito recém-nascidos (25%) onde não foi identificada nenhuma causa associada . foi objetivado ; e foi uma PNO espontânea secundária em 34,3%. Em NN a termo , alveolite infecciosa foi o principal etiologia associada à PNO espontânea secundária , enquanto em prematuros a doença da membrana hialina (MMH) representou a principal patologia encontrado. A Figura 9 resume a classificação do PNO de acordo com o AG .

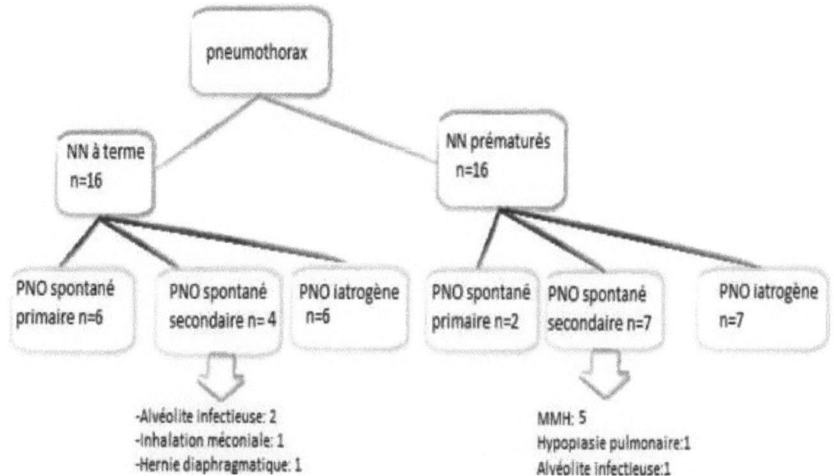

Figura 9: Classificação do pneumotórax

-PNO iatrogênica ocorreu em 40,6% dos RN sob ventilação artificial. Os RN estavam em 15,6% dos casos sob CPAP e em 25% sob ventilação mecânica.

II. Topografia do pneumotórax:

O PNO foi unilateral em 75% dos casos com propensão à direita em 20 NN.

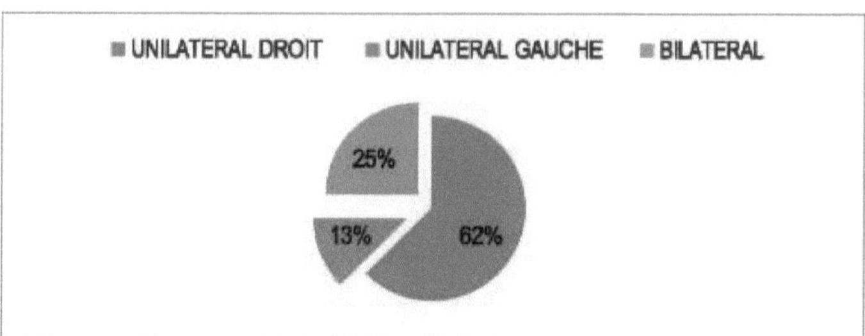

Figura 10: Topografia do pneumotórax

ou. Patologias associadas para pneumotórax:

Mais de dois terços dos pacientes tinham uma patologia associada ao PNO no momento da admissão.

Patologias respiratórias associadas no PNO foram MMH, soquete seco infecciosa, HAP. hipoplasia pulmonar foi presente como parte de uma sequência Potter em um caso, e associado a uma hérnia diafragmática em outro RN.

A IMF foi provável em 7 NN e isso com base em critérios presuntivos

anamnésico, clínico e biológico.
Não temos dados bacteriológicos que confirmem isso.
A Figura 10 resume as diferentes patologias associadas à PNO.

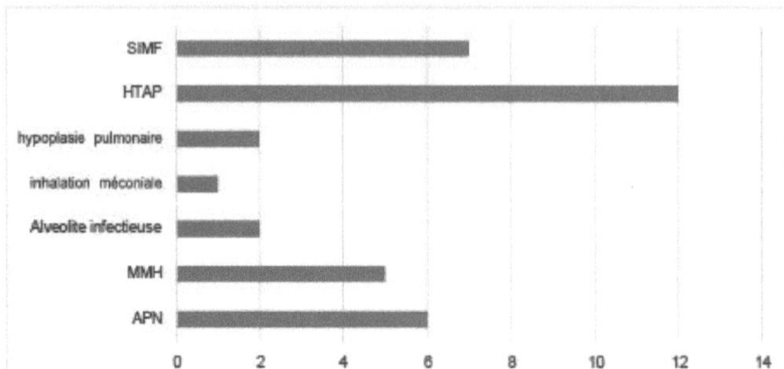

Figura 11: Patologias associadas ao pneumotórax na admissão

Durante as internações, os RN apresentaram diversas comorbidades. A ultrassonografia transfontanal só foi realizada nos NN do nosso estudo em caso de sinais neurológicos.

A Figura 12 resume as diferentes patologias apresentadas pelo RN durante a internação

Figura 12: Comorbidades associadas ao **pneumotórax** ocorrido durante de hospitalização

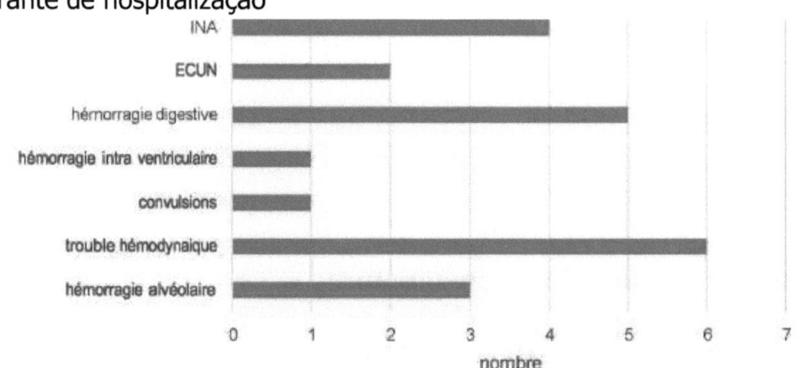

4. Métodos de tomar responsável pelo pneumotórax

IV.1 Terapêutica iniciais (exceto detalhamento)

O manejo inicial [as primeiras 6 horas] dessas RN consistiu em no seu condicionamento e no uso de um ou mais medicamentos resumos na tabela IV

Tabela IV: Manejo inicial do paciente

		Número	%
Medicamento	ATB*	25	21.8
	Surfactante	5	15.6
	Cafeína	9	28.12
	Tonicárdicos	6	18,7
Abordagem vascular	Acesso venoso periférico	25	21.8
	KTVO	5	15.6
	KTJ	2	6.2

*O ATB estabelecido foi para fins materno - fetais combinação de betalactâmicos, aminoglicosídeos em dose única ou em dose meníngea dependendo da gravidade do quadro clínico inicial. A instilação de surfactante precedeu a ocorrência de PNO em 4 casos. O tempo médio entre a instilação do surfactante e o início da PNO foi de 110 minutos.

IV.2 Manejo do pneumotórax:

A atitude expectante e hiperóxia (Fio2 a 100%) com acompanhamento clínico e radiológico rigoroso foi realizada em 7 casos. Essa atitude foi praticada em 5 RN a termo e em 2 RN a termo (35 e 36 semanas). A exsuflação foi realizada em 23 casos ou 71,8%, seguida de drenagem em 15 casos. A prática da drenagem desde o início em 3 casos foi justificada em pneumotórax abundante sem ser sufocante e quando o estado do paciente o permitia.

Uma taxa de 62% necessitou de ventilação mecânica no modo " Ventilação Assistida Controlada Intermitente " (IMV) (50%) ou no modo "Oscilação de Alta Frequência" (OHF) (12%).

A figura 13 a seguir resume as modalidades de tratamento após a ocorrência de PNO .

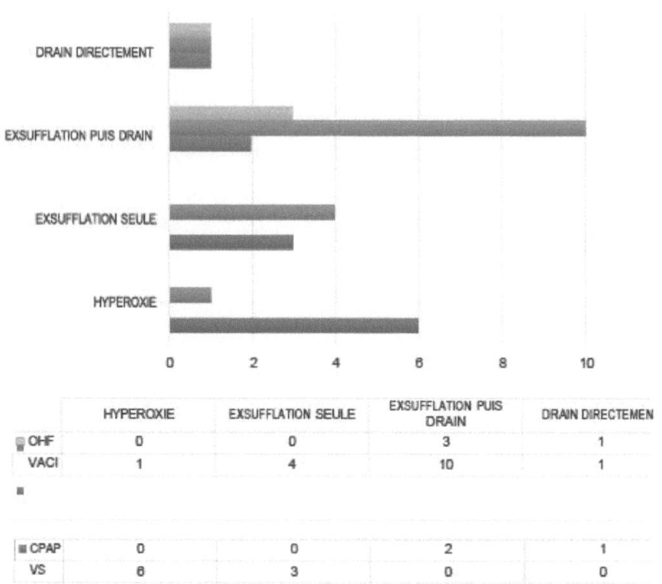

Figura 13: Métodos de manejo do pneumotórax

aparelho de ventilação mecânica em 2 casos levou ao tratamento com CPAP com hiperóxia após exsuflação e drenagem.

A administração de óxido nítrico foi feita em 25% principalmente durante a instalação do HAP.

A Figura 14 explica as circunstâncias de ocorrência e o manejo inerente a cada caso de PNO

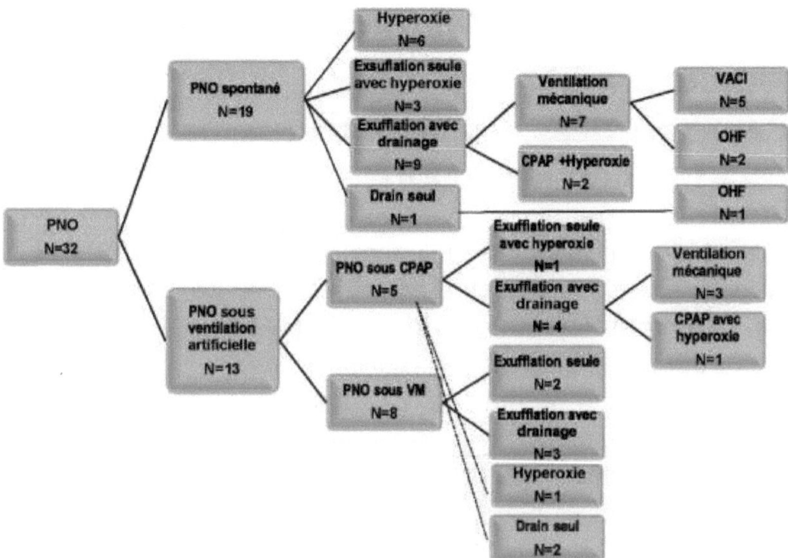

Figura 14: Manejo do pneumotórax dependendo das circunstâncias da ocorrência

V. Evolução do pneumotórax:

O PNO foi resolvido em 65,6% dos casos. Em metade dos casos a reabsorção ocorreu após 24 horas. A PNO piorou em 11 casos. O óbito, por qualquer causa, ocorreu em 17 casos (53,12%). Foi atribuída à PNO em 2 casos: dois casos de PNO sufocante que não respondeu ao tratamento, e nos outros 2 casos foi incriminada a indisponibilidade de máquina para ventilação mecânica .

A taxa de mortalidade em nosso estudo foi elevada em 53,1% dos casos. As causas estão resumidas na Figura 15

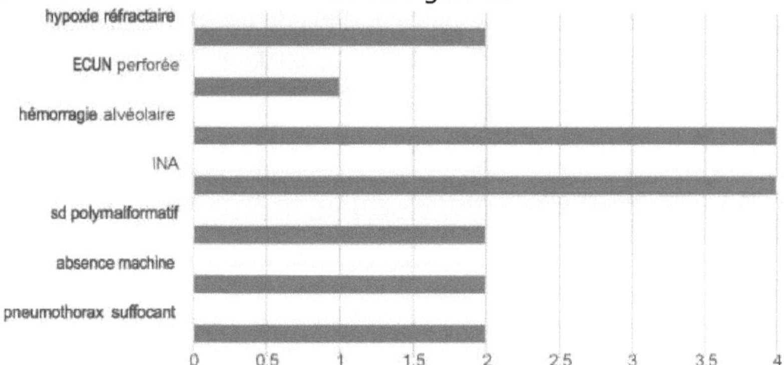

Figura 15: Diferentes causas de mortalidade

c. Análise dos fatores de risco para pneumotórax:

1. Características dos biscoitos:

1.1 Características maternas:

- **. Idade materna**

A idade materna média foi de 30,5 anos com extremos de 19 e 44 anos. Mães com mais de 35 anos representaram 17,2% dos casos

- **eu. Características da gravidez e do parto:**
- A gravidez foi espontânea em 95,3% dos casos
- O monitoramento da gravidez foi considerado conforme em 90,6% dos casos.
- Foram registrados 4 casos de gravidez múltipla .
- 17,2% das mães eram toxêmicas ; 25% tiveram diabetes gestacional durante a gravidez
- A apresentação pélvica foi observada em 4 recém-nascidos ou 6,4%
- 29,7% das gestações foram complicadas por PROM>18h
- O parto foi complicado por sofrimento fetal agudo; em 23 recém-nascidos, taxa de 35,9%. Uma circularidade da medula foi observada em 3 casos ou 4,9%.
- Foram notificados 4 casos de placenta prévia, ou seja, 6,3%, e 4 casos de hematoma retrô placentário ter verão observado .
- O líquido amniótico estava em quantidade normal em 60 recém-nascidos, taxa de 93,8%. Oligoidrâmnio foi observado em 3,1% dos casos. Dois casos de polidrâmnio foram relatados.
- A taxa de parto cesáreo (quente e frio) foi de 42,2%. A cesárea foi eletiva em 12 recém-nascidos, ou seja, 44% do total de cesarianas
- O parto com fórceps instrumental foi utilizado em 3 parto; A Figura 16 resume as modalidades do parto na população controle

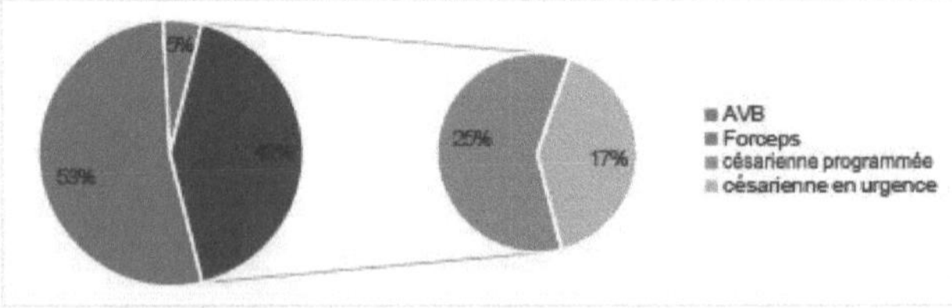

Figura 16: Modos de entrega na população controle

- Líquido amniótico meconial foi encontrado em dois recém-nascidos e foram contabilizados 6 casos de líquido amniótico colorido, ou seja, 9,4% dos recém-nascidos.

1.2 Características dos recém-nascidos:

i. Gênero:

Nossa amostra de crianças controle teve
predominância do sexo masculino com proporção de sexo (M/F) de 1,9 (figura 17).

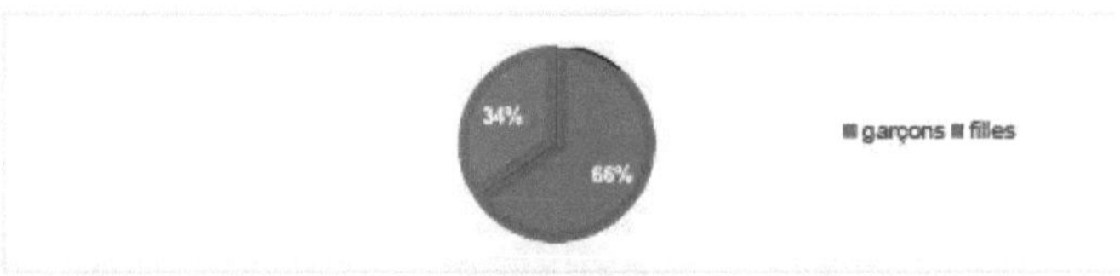

Figura 17 : Distribuição populacional testemunha de acordo com o gênero

ii. Peso ao nascer :

Peso ao nascer MÉDIA pesava 2.280g com um peso mínimo de 880g e peso máximo de 4200g. A população de muito baixa peso ao nascer representou 20,3 % da população estudo (figura 18)

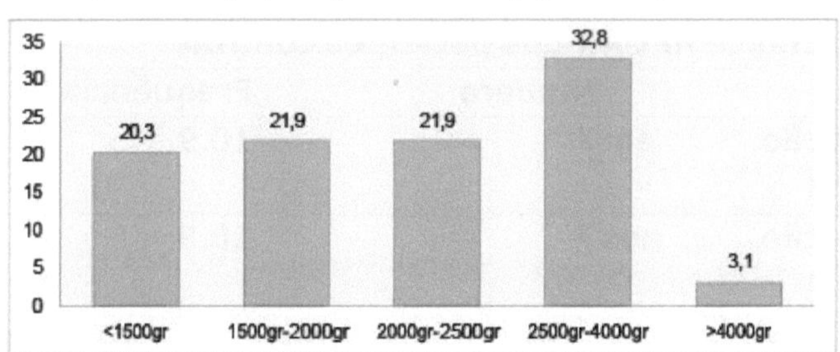

Figura 18: distribuição populacional testemunha de acordo com o peso ao nascer

iii. Idade gestacional :

- AG médio Em NOSSO a série foi 35,7 SA com extremos variando de 27 a 41 SA
- Setenta e cinco porcentagem de recém-nascidos eram bebês prematuros

(IG < 37 semanas), dos quais 33% eram extremamente prematuros.

- Nenhum recém-nascido nasceu pós-termo (IG > 42 semanas)

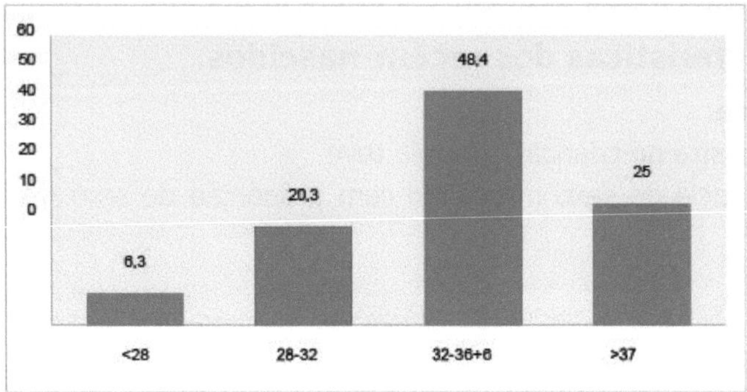

Figura 19: distribuição da população controle segundo idade gestacional

iv. Condição dos recém-nascidos na sala de parto:

- Sete crianças nasceram em estado de morte aparente (tabela
- A ventilação por máscara ao nascimento foi praticada em 20,3% dos RN e 15,6% foram intubados no quarto do hospital. nascimento.(Tabela V)

Tabela V: Índice APGAR dos pacientes controle

	Número	**Frequência %**
Pontuação em 1min<3	**7**	**10.9**
Pontuação aos 5min<7	**7**	**10.9**

I.3 Características da dificuldade respiratória na população controle:

- A mediana do escore de Silverman (SS) foi 4 com variação de zero a 6; Sinais de luta foram marcados em 16 recém-nascidos, com SS >4. SS foi mínimo entre 0 e 1 em 6 recém-nascidos, ou 3,9% dos casos.
- DRT seguida de alveolite infecciosa foram as duas etiologias mais comuns de DRNN na população controle.
- Durante os primeiros 24 anos de vida, 28 recém-nascidos (18%) estavam em uso de CPAP, 3 em SIMV (3,9%) e 5 em OHF (3,2%);

11. Fatores de risco para pneumotórax:

- As características clínicas dos recém-nascidos que tiveram PNO foram comparáveis ponto a ponto às das crianças controle , principalmente em relação ao sexo , idade gestacional e peso .
- Os dados demográficos e as características comparativas de todos os recém-nascidos são apresentado na Tabela VI.

z Os dados maternos , bem como o curso da gravidez e do parto nos dois grupos não foram diferentes, exceto o oligoidrâmnio que foi significativamente mais relatado na população do estudo (p=0,039)

^ Pacientes nascidos de cesariana tinham maior probabilidade de desenvolver um PNO , mas sem atingir um limite estaticamente significativo (p=0,06). Em troca , cesarianas eletivo eram mais prestadores de PNO com

ap=0,04.

J Entre as manobras de reanimação na sala ao nascer, apenas a ventilação com máscara está associada a maior risco de PNO (p=0,03)

J Foi evidente o predomínio do sexo masculino em ambos os grupos.

J Apgar pontuações aos 1 e 5 minutos não foram significativamente diferentes.

J Recém-nascidos a termo, bem como aqueles com peso ao nascer entre 2.500 e 4.000g, apresentavam risco ocorrência significativamente maior de PNO nas primeiras 24 horas de vida com respectivamente : p = 0,014 e p = 0,028.

J MFI não foi estatisticamente significativo em recém-nascidos com PNO. A indisponibilidade de amostras bacteriológicas na maioria dos casos tornou este parâmetro ininterpretável .

J A colocação no SIMV constituiu um fator de risco significativo para a ocorrência de PNO durante os primeiros 24 anos de vida com p=0,001

J *A morte* foi estatisticamente mais significativa na população PNW .

,Os fatores mais incriminados na ocorrência do óbito foram: Cianose, PNO sufocante , a associação com distúrbios hemodinâmicos , a ocorrência de MMH o limiar de significância se p<0,05.

Tabela VI: Dados demográficos e características dos recém-nascidos : comparação casos/controles

	Casos (n=32)	Testemunhas (n=64)	valor p
Idade materna MÉDIA	31,7	30,5	0,33
Seguir gravidez	28	58	0,63
Oligoidrâmnio	5	2	0,039
Rota de entrega :			
-AVB	13	37	0,81
-Fórceps	1	3	0,71
-Cesárea (total)	19	27	0,06
-Cesárea eletiva	12	12	0,04
Gênero masculino	20	42	0,7
Idade gestacional (AS)			
>37	16	16	0,014
32-36+6	12	31	0,31
28-32	4	13	0,34
<28	0	4	0,14
Peso ao nascer :			
>4000g	1	2	1
2500-4000g	18	21	0,028
2000-2499g	4	14	0,4
1500-1999g	4	14	0,4
<1500g	5	13	0,78
Pontuação de Apgar em 1min<3	2	7	0,45
Pontuação de Apgar aos 5min<7	6	7	0,29
Fluido de mecônio	1	2	1
Reanimação no aniversário :			
O2 grátis	27	55	0,92
Ventilação com máscara	12(37,5%)	13 (25,4%)	0,03
Intubação	8	10	0,26
SIMV	8	3	0,001

4 DISCUSSÃO

A incidência de PNO neonatal e os fatores de risco que a favorecem têm sido objeto de poucos estudos em todo o mundo em geral e em Tunísia especialmente .

Os resultados do nosso trabalho mostram que o pneumotórax é um patologia comum em unidades de terapia intensiva neonatais e sugerem a presença de fatores de risco associados. Métodos de tomar a carga terapêutica é variável . A mortalidade permanece pesado apesar do progresso dos meios terapêutica. Isto deverá incentivar a realização de estudos em escala nacional para determinar a prevalência da PNO em Tunísia e desenvolver algoritmos para seu soquete responsável .

Os pontos fortes deste trabalho são por um lado o tipo de estudo caso - controle que permite identificar os fatores de risco da PNO e por outro é o primeiro estudo sobre Pneumotórax nas primeiras 24 horas de vida realizado na maternidade e neonatologia de Túnis e para o nosso conhecimento em Tunísia .

Os pontos fracos do nosso estudo poderia ser o seu caráter retrospectivo, que dá conta dos limites encontrados na exploração de dados ; a exclusão de recém-nascidos cujos parto Leste ocorreu fora da maternidade ; e a ausência de dados bacteriológicos relativos infecção materno fretale .

A. CARACTERÍSTICAS DA POPULAÇÃO DO ESTUDO

I. Dados gerais

Muitos estudos foram interessado em pneumotórax na população em geral , mas poucos dados têm foram publicados em relação à população pediátrica .

O pneumotórax ocorre em crianças durante o período neonatal mais do que em qualquer outro período . outro período ; Isso é um patologia freqüentemente encontrado em reanimação neonatal e ocorre em 1-2% dos recém-nascidos [1-2]. O PNO pode ser iatrogênico ou até mesmo ocorrer espontaneamente desde a primeira respiração e isso se deve a um aumento repentino da pressão intrapulmonar ao nascer liderando uma ruptura da membrana alveolar e penetração ar no espaço pleural [2]

A incidência de pneumotórax é muito variável dependendo de vários

fatores ;
Pneumotórax espontâneo ocorre em 1-2% dos recém-nascidos a termo e 6% dos bebês prematuros [3]
A incidência de PNO em NN prematuro sob ventilação mecânica varia de 6 a 33% [2-5]
Um estudo feito em Omã, a incidência de PNO neonatal era 2,5/1000 nascimentos comparados às 10-15/1000 na Dinamarca , às 20/1000 na Turquia e 6,3/1000 no grupo Vermont Oxford [6]
Através de um estudo retrospectivo sobre um período de 1º de janeiro de 2014 a
31 de dezembro de 2015, 378 NN têm foi internado na unidade de terapia intensiva neonatal e neonatal de Bega-Romênia entre 4.891 nascimentos. 12 casos de pneumotórax foram foi notado também uma incidência de 2,38% ao ano e uma prevalência de 0,24% [7]
Em um estudo feito por Zanardoet al.na Itália em um período de 2 anos (2002-2003), 59 recém-nascidos tiveram pneumotórax diagnosticado , ou seja, 0,8/1000 nascimentos [8]
Um estudo multicêntrico nacional conduta na Malásia, entre os 10.387 RN admitidos em unidades de atendimento intensivo , 505 têm desenvolveram pneumotórax ou 4,9% em qualquer idade gestacional Entendido . [9]
Na Coreia, de 4.414 recém -nascidos admitidos unidade de cuidados intensivo , 57 pacientes apresentavam PNO : 35 eram a termo e 22 prematuros ; qualquer uma incidência de 1,3% [10]
Na Arábia Saudita um estudo recente realizado em unidade de terapia intensiva neonatal em período de 3 anos. 2204 NN tem foi admitido. 86 pacientes tiveram apresentou um PNO também uma incidência de 3,9%. [11]
Em nosso estudo, a incidência de pneumotórax ocorrendo durante as primeiras 24 horas de vida é de 1,1/1000 nascimentos.
Para o nosso conhecimento , nenhum outro Estudo tunisino publicado estudaram a prevalência de pneumotórax neonatal

II. Características maternas , gravidez e parto :

Poucos estudos têm examinou a relação entre PNO neonatal e características maternas bem como o curso da gravidez e do parto .

Em um estudo caso - controle liderado No A Tailândia teve como objetivo determinar os fatores de risco para PNO durante os primeiros 24 anos de vida, a idade materna média foi de 27,7 anos. A gravidez foi acompanhada corretamente em 82,5% das mães. Foi complicado por oligoidrâmnio em 3 casos ou 6,8%. NNs resultantes de gestações mal monitoradas ou não monitoradas, ou em casos de oligoidrâmnio, apresentaram maior risco de desenvolver PNO (respectivamente p = 0,048 e p = 0,04) [12]

Na Malásia, foi realizado um estudo multicêntrico nacional para determinar os fatores de risco para a ocorrência de PNO em unidades de terapia intensiva neonatal. Não houve diferenças significativas associadas à idade materna ou diabetes gestacional ou gestações múltiplas. [9]

Em estudo realizado na Coréia, entre 35 RN a termo com PNO, 28,6% apresentavam líquido meconial, PROM em 5,7% e asfixia perinatal em 11,4% [10].

Em nosso estudo, a idade materna média foi de 31,7 anos. Observou-se maior risco de ocorrência de pneumotórax na presença de oligoidrâmnio. Quanto à via de parto, todos os dados da literatura têm confirmou o impacto da cesariana na morbidade respiratória neonatal.

Estudos publicados mostram maior incidência de pneumotórax em casos de parto cesáreo (60-70%) [7-9, 13-16]

No estudo Bega-Romênia , 90% dos casos de pneumotórax nasceram por cesariana e apenas 10% por baixo [7]

Na Itália, Zanardo V estudou a influência do momento das cesarianas eletivas na ocorrência de PNO. A incidência de PNO em caso de cesárea eletiva ou cesárea de emergência ou ainda por baixo foi 2,9/1000, 1,53/1000 e 0,39/1000, respectivamente [8].

Na França, Girard I. estudou os fatores de risco para pneumotórax em recém-nascidos a termo . tendo um desconforto respiratório neonatal. 96NN têm foi incluído durante um Período de estudo de 4 anos dos quais 32 tinham PNO. 45 (46,9%) nasceram de cesariana, 30

(31,3%) por cesariana planejada em um termo mediana para estes última de 37,9 semanas [13].

Um estudo realizado em Oslo, Noruega, de 2001 a 2005, confirma que a incidência de PNO em caso de cesariana é significativamente mais importante isso em caso entrega por rota baixo (0,55 vs 0,10 %;

p<0,001) [15]

Em nosso estudo, o parto cesáreo tende a estar associado a um maior risco de ocorrência de PNO sem atingir um limite estatisticamente significativo (p=0,06). Isso pode estar vinculado ao recurso cesariana frequente em ambos os grupos de estudos. A prática de cesarianas frias foi predominante no grupo com PNO

III.Características dos recém-nascidos

III.1 sexo :

Também em nosso séries como em estudos estrangeiros ; notou- se predominância masculina variando até 65-70% [8].Em nosso série, a proporção entre os sexos foi de 1,6.

Através de um estudo retrospectivo sobre um período de 1º de janeiro de 2004 a 31 de dezembro de 2007 realizado na unidade de terapia intensiva neonatal e neonatal de Reims-França, 32 casos de desconforto respiratório neonatais estavam associados a um PNO , dos quais 75% eram do gênero masculino [13].

Outro estudo realizado em Unidade de Terapia Intensiva Neonatal do Centro Hospitalar São João, Porto, Portugal entre 2003 e 2014 incluindo de todos os casos de PNO , 62,5 % eram do gênero masculino [17].

Em um estudo epidemiológico retrospectivo sobre PNO neonatal durante nas primeiras 24 horas de vida na Tailândia entre 2001 e 2004, 71% eram meninos [12].

Na Noruega, numa retrospectiva de 5 anos, o risco de PNO foi maior em meninos do que em meninas (0,35% vs. 0,19%; p<0,01) [15]

III.2 Peso ao nascer :

Em um estudo original feito por Aly H. no departamento de neonatologia do centro Centro Médico Pediátrico Nacional em Washington em um Período de 10 anos relativo

77 casos de pneumotórax neonatal onde a incidência foi de 0,27% para recém-nascidos com peso > 2.500 g e 2,5% para aqueles < 2.500 g. A ocorrência de pneumotórax no ^{1o} banda seria mais cedo nas primeiras horas de vida (média 5,5 horas) em comparação com ^{a} 2ª grupo (média H34 de vida). [3]

estudo BEGA descobriu que 2/3 dos pacientes tinham baixa peso ao nascer , sendo 33% entre 2.000 e 2.500 g. [7]

Um estudo realizado para o Registro Nacional Neonatal na Malásia em

2006 , incluindo 26 unidades de terapia intensiva neonatal no país, incluindo 505 casos de PNO , 42 % dos recém-nascidos tinham peso > 2.500 g. A incidência de PNO no grupo em baixo o peso ao nascer foi de 3,5% para a faixa de peso variando de 1.001 a 1.500 g, em comparação com 7,3% naqueles com menos de 1.000 g [9]
Em contraste, um estudo realizado em Turquia incluindo 30 casos de PNO neonatal , 23 NN (ou seja, 77%) tiveram PNO> 2.000 g [18]
Em nosso série 59,4% dos casos tinha peso corporal >2.500 g; Entre os fracos peso ao nascer 15,6 % tinham peso < 1000g. O início de PNO em NN com PN normal (> 2500) foi mais precoce : todos os casos foram instalação antes do primeiro semestre de vida.
Se considerarmos que o PNO apareceria mais tarde em NN baixo peso ao nascer , e dado que o nosso estudo diz respeito apenas ao PNO durante as primeiras 24 horas de vida , o que significa que o NN tendo desenvolveu um PNO em poucos dias seguindo não foram incluídos , isso poderia explicar a predominância em nosso estudo de PNO em NN com peso normal .

111.3 Idade gestacional :

Do ponto de vista idade gestacional , na literatura científica , o primeiro lugar é ocupado por NN a termo e pós- maduro ; a porcentagem variado de acordo com estudos entre 44% e 83% [7]
Em um Na coorte canadense de 2005 a 2011, a incidência de PNO foi maior em RN a termo (6,7%), seguida por prematuros muito prematuros (AS<32) (4%). Quanto à faixa de idade gestacional incidência intermediária foi menor (2,6%) [19]
distribuição bimodal do pneumotórax, com taxas mais elevadas em recém-nascidos a termo , intermediário em bebês muito prematuros , foi provavelmente devido a vários fatores incluindo seleção populacional , variabilidade fisiopatológica nas idades gestacionais extremos e tomando em atendimento clínico [19]
Esses junção de resultados aqueles encontrado no estudo multicêntrico feito na Malásia, onde a maior taxa de PNO foi encontrada entre NN a termo (6,3%), seguida por bebês extremamente prematuros <32 semanas nos quais a incidência de PNO foi inversamente proporcional na idade gestacional (6,8% em <26 semanas; 5,8% durante 27-29 semanas e 3,4% durante 30-32 semanas) [9]
Nossos resultados concordam parcialmente com os da literatura dado

que o primeiro lugar foi dado em 50% dos casos aos recém-nascidos a termo . Os bebês muito prematuros ocupam o último lugar com 12,5% dos casos . Lembre-se que nosso estudo não interessado apenas em PNO nas primeiras 24 horas de vida.

111.4 Pontuação de Apgar :

Um pouco estudos têm relataram o impacto de um baixo índice de Apgar na ocorrência de PNO.

Em um estudo de caso controle conduta na Tailândia mirando para identificar os fatores de risco associados no PNO nas primeiras 24 horas de vida, baixo índice de Apgar aos 1 e 2 minutos foi parceiro com maior risco de PNO. Isso pode ser explicado pela ressuscitação frequentemente NNs mais vigorosos com uma pontuação APGAR baixa . Portanto , ele deve sempre pensar para a cara do PNO a qualquer RN na sala de parto que não respostas não à reanimação bem conduzida ou a drogas vasoativas , ou que piore de repente durante a ressuscitação [12]

Um estudo de caso -controle realizado em Portugal mostra uma diferença estatística significativa na ocorrência de PNO e índice de Apgar no dia 5 minuto de vida baixo ($p<0,001$). Isso é muitas vezes relacionado No apelo ressuscitação ao nascer nesses pacientes . [17]

Em um estudo de caso controle feito no Irã por 18 meses incluindo 121 NN prematuros abaixo ventilação mecânico , 42 tiveram PNO e 79 saíram ilesos. Pontuação de Apgar MÉDIA aos 5min foi respectivamente $6,45 \pm 1,5$ e $7,39 \pm 1,89$ ($P = 0,06$). fraco Pontuação APGAR aos 5 minutos de vida representou o único fator de risco para o desenvolvimento de PNO segundo os autores [20]

Em um estudo incluindo 16 casos de PNO neonatal em Nis- Sérvia , 81,25% dos pacientes apresentaram índice de Apgar em 1min menos de 3; O desfecho desses pacientes foi fatal em 30,8%.

Em nosso Série de pontuação de Apgar foi comparável nos dois grupos e não constituiu um fator de risco específico .

B. CARACTERÍSTICAS DO PNEUMOTÓRAX

I. Diagnóstico clínico :

Pneumotórax ocorre durante o período neonatal mais do que qualquer outro idade, e muitas vezes é revelado durante os primeiros 3 dias de vida [10].

RNs com pneumotórax podem ser assintomático . Esses bebês

representam 1% -2% de todos os recém-nascidos e são frequentemente subdiagnosticada : na maioria das vezes é uma PNO unilateral mínima . Na maioria dos casos , as NNs com desenvolveram um PNO são sintomático ou desde o início ou aparecimento súbito e progressivo de uma desconforto respiratório , irritabilidade e apnéia [12]
A taquipneia é o principal sintoma encontrado em vários estudos. Ela pode estar associado a um cianose Ou para um palidez e dessaturação . Reconhecimento rápido de PNO e início do tratamento cedo permite para evitar complicações ligadas à hipoxemia e hipercapnia [10]
Em nosso estudamos nós interessado apenas no PNO ocorrido durante as primeiras 24 horas de vida. Metade dos casos de PNO tem foram diagnosticados antes do primeiro semestre de vida; polipneia estava quase presente . foi relatado em 14 casos .
Isto é consistente com o que foi descrito na literatura. No estudo realizado em Bangkok, Tailândia, em 95,5% dos casos a taquipneia foi a principal manifestação. A instalação do PNO foi imediata após o nascimento em 38,6%; 88,4% antes da sexta hora de vida e 95,3% antes das 12 horas de vida. [12]
Katar.S et al. [21] conduziram um estudo prospectivo sobre PNO espontânea sintomática em unidade de terapia intensiva neonatal em Türkiye. Num período de 22 meses, foram analisados 11 casos. Todos os pacientes apresentaram sinais respiratórios que começaram 5 a 30 minutos após o nascimento. Oito pacientes apresentaram saturação de O2 <90%.

II. Tipo de pneumotórax:

O pneumotórax pode ser primário espontâneo ou idiopático quando não há patologia subjacente e nenhuma causa é encontrada; ou secundário se ocorrer em pulmões patológicos. Diz-se que é iatrogênico quando é devido a um procedimento médico ou cirúrgico [10, 11, 17]
O pneumotórax espontâneo ao nascimento resulta de ruptura alveolar secundária a um aumento da pressão necessária para a expansão dos pulmões ao nascimento ou a uma distribuição desigual de pressões nos diferentes alvéolos [22].
Existem formas raras específicas de pneumotórax espontâneo chamadas "Familiares", que parecem geneticamente codificadas [22]
Girard I et al. Ter liderou um Estudo de 4 anos em uma população de recém-nascidos a termo hospitalizado em reanimação neonatal para

desconforto respiratório antes de 48 horas de vida e visando determinar os fatores de risco para o desenvolvimento de pneumotórax nesta população . Noventa e seis filhos têm foi incluído dos quais 32 tinham PNO. Vinte e quatro PNOs (75%) tiveram foram espontâneos, 6 (18,8%) tiveram foram diagnosticados após ventilação no ambu ou Néopuff na sala de parto, 1 (3,1%) após ventilação não invasiva (CPAP), 1 (3,1%) após ventilação invasiva [8]

No estudo feito em Portugal, entre os 80 casos de PNO 34 (42,5%) foram iatrogênicos. Nos demais pacientes, 40 eram secundários para um patologia pulmonar subjacente e 6 casos eram idiopáticos ou 7,5%. [17]

No estudo feito em Coreia, entre 35 NN a termo, 20% tiveram PNO espontâneo e 80% tiveram PNO secundário [10]

Esses as taxas estão próximas daquelas encontrado na Arábia Saudita em um estudo incluindo 86 casos de PNO neonatal cuja etiologia foi identificada em 76,7% dos casos ENTÃO que ele pareceu sendo idiopático em 23,3%. [11]

Em nosso estudo 8 casos de pneumotórax espontâneo primário foram observados, ou seja , 25% dos casos dos quais 75 % eram de termo NN .

III. Topografia do pneumotórax:

Nosso estudo constata que em 2/3 dos casos o PNO é direita unilateral e bilateral em 25% dos casos o que é consistente com os dados da literatura sobre a localização do pneumotórax.

Na verdade a propensão do pneumotórax para o lado direito pode ser devido à distribuição desigual do ar durante as primeiras respirações. A oxigenoterapia foi necessária em todos os casos . a fim de aumentar adsorção de ar livre na cavidade pleural [12]

Num estudo realizado no Porto -Portugal de 2003 a 2014 incluindo 240 RN incluindo 80 casos de PNO, foi encontrado predomínio do lado direito (46,3%) com envolvimento bilateral em 10% dos casos [17]

O estudo realizado em Bega encontrou os mesmos resultados com danos unilaterais em aproximadamente 80% dos casos, incluindo 45% no lado direito [7].

IV. Malformações associadas:

Em nosso estudo, observamos 2 casos de PNO associados a malformações congênitas: foi uma hérnia diafragmática diagnosticada no período pré-natal em um caso e agenesia renal no contexto da

sequência de Potter no outro. Nenhum caso de doença cardíaca foi mencionado.
Essas associações já foram descritas na literatura. Anormalidades do tecido epitelial-mesenquimal, como comprometimento do desenvolvimento de colágeno tipo IV , podem contribuir para hipoplasia anormalidades pulmonares e do trato urinário [10]. A hérnia diafragmático impede a expansão pulmonar e promove o desenvolvimento de PNO. [17]
Em um estudo feito em Turquia em um período de 10 anos , 62 casos hérnia diafragmático ter foram recolhidos ; 18% casos foram complicados por PNO [23]
Em um estudo realizado em Coreia em um período de 9 anos 2,7% dos casos de PNO estudados tiveram um anomalia hidronefrose do tipo renal e refluxo vesicoureteral grau IV [10]
A coexistência de PNO espontânea e malformações renais congênitas foi encontrada por Ashkenazi et al. em um estudo de 23 casos de PNO neonatal tendo todos beneficiou de um ultrassonografia abdominal . Oito casos (35%) tiveram danos renal : 3 tinham um Sequência de Potter , 1 paciente teve um policistose renal, 4 casos uropatia obstrutivo . Os autores recomendam seguir estas resultados da realização de um triagem ultrassonográfica renal para NN com pneumotórax espontâneo de etiologia indeterminada [24]
Na Arábia Saudita, Al Tawil et al. ter relataram que 1,7% dos NN com PNO tinham anomalias congênitas do trato urinário [25]
Em um estudo realizado em Turquia , 18% dos pacientes tiveram um patologia rim associado (hidronefrose e ectasia pielocalicinal grau 2). Além disso esse estudo sugere uma associação com anormalidades cardíacas (55% dos casos) [21] que também foi encontrado em um estudo de caso-controle realizado aos 64
Portugal numa período de 11 anos. Entre os 80 pacientes com PNO incluídos neste estudo, 13,8% tinham um doença cardíaca congênita associada e 11,3% tinham um hérnia diafragmático (p<0,05) [17]

V. Métodos de tomar responsável pelo pneumotórax :

Poucos estudos tentei desenvolver um protocolo de manejo ideal para pneumotórax neonatal . Na verdade, o tratamento do pneumotórax neonatal não está totalmente definido . Três abordagens são práticas comuns nas unidades reanimação . Um monitoramento simples com oxigenação gratuito para baixa abundância (<20-25%) e pneumotórax assintomático versus intervenção ativa urgente, como aspiração com agulha e drenagem torácica em casos moderados para grave.

Submeter-se à hiperóxia (FiO2=100%) permite reduzir o nível de Nitrogênio no sangue e cria um gradiente de pressão de nitrogênio entre a cavidade pleural e a rede capilar sanguíneo, permitindo a absorção de gases e a recolocação das camadas pleurais [35]. Porém, deve-se lembrar que a FiO2 com 100% de oxigênio pode ser prejudicial particularmente em NN prematuro como a retinopatia do prematuro e displasia broncopulmonar [35]

A exsuflação da agulha costuma ser um procedimento que salva vidas para aliviar a emergência e permitir que um dreno torácico seja colocado em condições ideais. Aspiração por agulha com hiperóxia 65 sem recurso a drenagem torácica constitui Também uma opção em casos de pneumotórax leve a moderado quando o lactente Leste hemodinamicamente estável.

No pneumotórax hipertensivo, a abordagem A terapia comum é a colocação de um dreno torácica . Nestes mais recente caso , a ventilação mecânica é muitas vezes obrigatório . [2, 7, 11, 12].

Drenagem torácica continua sendo um caminho invasivo que pode levar a complicações graves, especialmente em recém-nascidos, devido ao seu pequeno tórax e espaço intercostal estreito . Lesões pulmonares , paralisia do nervo frênico , quilotórax , hemopericárdio têm foram relatados após drenagem torácica em NN com PNO [26-28]

O método para estimar o tamanho do PNO descrito por Rhea et al. em pacientes adultos é difícil de relatar em crianças, particularmente em NN. Portanto a estimativa do tamanho do PNO e a decisão do método de tratamento ficar operador dependente. No entanto, um importante quantidade de ar com desvio também das estruturas mediastinais Aquele depressão do hemidiafragma ipsilateral requerem um procedimento de drenagem [23,42]

Litmanovitz et al. liderou um estudo retrospectivo ao longo de 13 anos em unidades de terapia intensiva neonatal . O objetivo do estudo foi comparar 2 grupos de pacientes sob ventilação mecânica e com PNO : aqueles que têm foi tratado com drenagem torácica

versus aqueles que não eram . Entre os 136 RN com PNO, 101 (74%)

tinham teve um dreno torácico . Para o 2º grupo , 14 têm tive aspiração por agulha enquanto 21 têm foi colocado em espera. Parâmetros ventilatórios (necessidades na FiO2 , pressão ventilatória , gasometria) foram melhores no 2º banda . [29]
No estudo realizado na Arábia Saudita, 39% dos NN são permaneceram apenas sob vigilância, enquanto 55,8% foram fizeram dreno torácico e 4,7% tiveram se beneficiou da aspiração por agulha . [11]
No estudo realizado em Coreia, 57 casos de PNO neonatal foram sido incluído . Sete pacientes apresentaram PNO espontânea , 71,5% dos quais realizou dreno torácico e ventilação mecânica e ocorreu apenas um caso de PNO espontânea . resolvido sob hiperóxia . Quanto àqueles ter PNO secundário (50 casos) 53,6% têm tiveram drenagem torácica e 42,9% tiveram precisa de ventilação mecânica [10]
Trevisanuto et al. [30] tem relatou um série de 61 recém-nascidos com PNO, 36% entre eles não tinham dreno torácico : 16 % tinham tive aspiração por agulha e 20 % de tratamento conservador .
No estudo realizado na Tailândia, o tratamento foi essencialmente sintomático com oxigenoterapia visando a saturação entre 95% e 98% através de capuz em 97,7% dos casos. A drenagem torácica foi realizada em 6 casos. [12]
Em Portugal, num estudo que incluiu 80 RN que desenvolveram PNO, 71,3% necessitaram de drenagem torácica. A aspiração por agulha foi realizada em 10 casos (12,5%), mas 7 tiveram tive preciso de drenagem torácica mais tarde. [17]
Em nosso série, escolha do tratamento foi levado pela equipe médica presente. As três abordagens As terapias descritas na literatura praticado de acordo com o termo idade gestacional , patologias associadas e gravidade do quadro clínico e radiológico . Sete pacientes todos eventualmente ter beneficiou de um hiperóxia com Fio2 =100%. A resolução completa do PNO foi observada na maioria dos casos em 24 horas . seguir . O resultado foi fatal em um único caso após hipóxia refratário. Exsuflação com agulha foi na maioria dos casos um meio de resgate antes de prosseguir com a drenagem torácica .

VI. Evolução e mortalidade :

A taxa de mortalidade ligada à PNO neonatal permanece elevada apesar do progresso nas técnicas de reanimação neonatal .
No estudo multicêntrico nacional realizado na Malásia, metade do NN

tendo desenvolveram um PNO estão mortos. A taxa de mortalidade variou dependendo do termo e do peso ao nascer . Esta taxa foi de 75% naqueles com menos de 24 semanas, 68,6% no grupo de gestação de 24 a 27 semanas , 59,7% no grupo de gestação de 27 a 29 semanas , 50% no grupo de gestação de 30 a 36 semanas e 34,4% em bebês . eventualmente . Da mesma forma , quanto maior o peso ao nascer era menor quanto maiores as taxas de mortalidade : ou seja, 100% para bebês com peso ao nascimento de 500 g com pneumotórax, 72,3% para lactentes com peso entre 501 a 1.000 g e 32,4% para lactentes com peso ao nascer com peso superior a 2.500 g . [9]

Em um recente coorte canadense em 24 unidades de terapia intensiva neonatais , a PNO foi associada a mortalidade mais elevada em bebés muito prematuros , o que não acontecia em prematuros moderados e NN a termo . [19]

No estudo realizado na Arábia Saudita, aproximadamente 29,1% dos RN com PNO apresentavam tive um resultado fatal. Esta taxa foi maior em casos de prematuridade , baixa peso ao nascer, baixo índice de Apgar e hemorragia alveolar [11]

Na Turquia , um estudo incluindo 60 casos de PNO neonatal foi realizado com o objetivo avaliar o impacto do tamanho do PNO na mortalidade. Ao contrário dos adultos , não há dados na literatura que avaliem o valor prognóstico do tamanho do PNO neonatal ; Calculando o tamanho do PNO neste estudo foi feito em radiografias de tórax ântero-posterior em medir o diâmetro do PNO em relação ao do invólucro torácica . A taxa de mortalidade total foi de 30% com risco 13 vezes maior em casos de tamanho PNO > 20% [31]

Em nosso a evolução da série foi fatal em 53,1%. Nossos resultados servirão de base para uma possíveis pesquisas futuras e contribui para otimização e desenvolvimento de estratégia

para melhorar a aderência responsável pelo PNO em unidade de terapia intensiva neonatal e reduzir a morbimortalidade

C. ANÁLISE DE FATORES RISCO DE PNEUMOTÓRAX NEONATAL

Na literatura vários fatores de risco para PNO durante o período neonatal têm foi descrito. Há aqueles que são associado ao curso da gravidez e do parto (monitoramento da gravidez , oligoidrâmnio , fluido mecônio , corioamnionite , a via do parto ...); aqueles quem são relacionadas ao recém-nascido (idade gestacional, peso ao nascer, sexo, índice de Apgar, malformações associadas, etc.) e por fim aquelas relacionadas ao manejo do NN (reanimação na sala de parto, ventilação com pressão positiva.) [2,8, 11,12, 13]

Entre os fatores maternos, o mau monitoramento da gravidez e as más condições socioeconômicas têm sido associadas a um maior risco de ocorrência de PNO neonatal [2,12]

No estudo realizado na Tailândia comparando 2 grupos de pacientes para identificar os fatores associados à PNO nas primeiras 24 horas de vida, o risco foi 3,5 vezes maior no caso de gravidez mal monitorada. Da mesma forma, neste estudo o risco no caso de oligoidrâmnio foi maior [12].

Quanto ao tipo de parto, muitos estudos têm demonstrado que o parto cesáreo está associado a maior morbidade respiratória . Durante a cesariana pode haver excesso de líquido pulmonar , particularmente fora do trabalho de parto, uma vez que a compressão do tórax fretal durante as contrações leva à perda de grandes volumes de líquido pulmonar . Por aqui parto interrompe a ocorrência de mudanças fisiológicas permitindo adaptação cardiorrespiratório recém-nascido normal (secreção de catecolaminas e glicocorticóides induzindo reabsorção de líquido pulmonar, secreção de surfactante e vasodilatação pulmonar) o que explica maior morbidade respiratória após cesariana. Uma diferença repentina de pressão no momento do parto por cesariana leva à ruptura da membrana alveolar, que fica ainda mais frágil se for um NN prematuro, levando à penetração de ar no espaço pleural. pneumotórax neonatal [2, 11, 15, 19, 32]

Num estudo de caso-controle realizado em uma unidade de terapia intensiva neonatal na França durante um período de 4 anos, incluindo 96 RN a termo com dificuldade respiratória, 32 dos quais apresentaram PNO, I. Girard et al. identificaram dois fatores de risco para PNO: nascimento fora de maternidade de nível III (os chamados recém-nascidos "exógenos") e nascimento fora do trabalho. Comparando os dois grupos de RN com e sem pneumotórax, as taxas de cesariana foram semelhantes nos dois grupos, enquanto a ausência de trabalho de parto foi mais frequente no grupo com pneumotórax ($p<0,05$). Estes

resultados sublinham a importância do trabalho na preparação dos pulmões para a vida extrauterina e na prevenção da PNO. A cesariana planejada, sem indicação médica indiscutível , deve ser evitada e realizada somente após 39 semanas [13] .
Isto está de acordo com o que já foi descrito por Zanardo et al. na Itália. Na verdade , cesariana fria tem maior probabilidade de causar pneumotórax em comparação com a via baixa (OR 7,95; IC 95% 4,41 - 14,32) e cesariana de emergência (OR 4,21; IC 95% 2,04 8,74). Por outro lado, a ocorrência de PNO é relativamente mais importante em caso de cesariana de emergência do que em caso de caminho baixo [8]
Segundo dados da literatura internacional , entre os fatores de risco relacionado ao paciente anotamos o sexo masculino , o fraco peso ao nascer e grande prematuridade, baixo índice de Apgar e existência de um patologia pulmonar subjacente (dificuldade respiratória neonatal transitória , doença da membrana hialina , hipoplasia pulmonar ...)
Todos os estudos publicados têm concluído com maior risco de ocorrência de PNO em meninos [7, 8, 15]
O maior risco de ocorrência de PNO em caso de prematuridade, é explicado pela imaturidade pulmonar ligada à falta de surfactante e a uma pressão intra- alveolar mais elevada , o que leva , desde as primeiras inspirações, a um aprisionamento de ar nos alvéolos causando sua separação. [2]
Além disso , é sabe-se que o PNO aumenta em caso inalação mecônio : a incidência é de 10 a 30 % [12]
O risco de PNO também depende da condução da reanimação na sala de parto ; a ventilação com máscara de alta pressão promove isso é ocorrência [11, 19]
O uso de ventilação invasiva foi implicado na ocorrência de PNO. Isto foi descrito no estudo realizado em 18 centros na Polónia durante sete anos : a incidência de PNO foi de 7,2% em NN em ventilação invasiva e de 3,6% naqueles em ventilação não invasiva ($p<0,001$) [33]
Terzic.S et al. em um estudo realizado em Sérvia , tem descobri que um precisar em $FiO2> 0,4$ também durante as primeiras 12 horas de vida Aquele resorts à ventilação mecânica predispuseram à ocorrência de PNO ($p < 0,05$) [34]
Em nosso série, o estudo comparativo com o grupo testemunha nos permitiu identificar um certo número de fatores de risco para PNO

neonatal . Com efeito , a existência de oligoidrâmnio , a prática de A cesariana eletiva e a ventilação por máscara , bem como a ventilação invasiva por SIMV constituem fatores de risco para a ocorrência de pneumotórax. Este risco Leste ainda mais importante durante as primeiras 24 horas de vida , pois é NN no longo prazo . Os fracos peso ao nascer , índice de Apgar e inalação mecônio não foram fatores particularmente associado ao PNO, contrariamente aos dados da literatura .

5 CONCLUSÕES

O pneumotórax (PNO) constitui um patologia comum no período neonatal. Na verdade , os acidentes mecânicos ligados a uma variação brusca de pressão no interior dos trilhos aéreo são favorecido pelo primeiro choro, pelo andamento do parto e por qualquer manobra reanimação respiratória. Constitui uma emergência com risco de vida e uma das principais causas de morbidade e mortalidade neonatal.

Para isso, propusemo-nos a realizar um estudo retrospetivo realizado na unidade de cuidados intensivos neonatais da maternidade e centro de cuidados intensivos neonatais de Túnis durante um período de 24 meses, de 1 de novembro de 2014 a 31 de outubro de 2016. Este estudo permitiu-nos determinar a incidência e os fatores de risco para ocorrência de pneumotórax nas primeiras 24 horas de vida em recém-nascidos internados em unidade de terapia intensiva neonatal e avaliar a modalidades de manejo dessa condição durante o período neonatal. Até onde sabemos, este é o primeiro trabalho na Tunísia que estuda o PNO durante os primeiros 24 anos de vida.

Para a realização deste estudo, selecionamos, dentre os recém-nascidos internados na unidade de terapia intensiva neonatal do Centro de Maternidade e Neonatologia de Tunis (CNMT) durante o período do estudo, todos os recém-nascidos que apresentaram pneumotórax nas primeiras 24 horas de vida. Os controles foram sorteados aleatoriamente dentre os recém-nascidos internados no serviço por desconforto respiratório e cujo nascimento ocorreu após ou precedendo o dos casos estudados.

Nós temos exclui recém-nascidos transferidos para pós-natal , incluindo parto não ocorreu no centro de maternidade e neonatologia de Túnis

Nós são propôs apresentar um epidemiologia global de casos de PNO em um primeira parte ,para estudar os principais fatores de risco em um segunda parte , e avaliar os métodos de tomada responsável no último capítulo .

No total, **32** casos de pneumotórax (PNO) e 64 controles foram sido incluído . No período do estudo, 28.800 nascidos vivos (LV) foram foram registradas na maternidade incluindo 5.540 internações em unidade de reanimação . A incidência de PNO ocorrendo nas primeiras 24 horas de vida foi de 1,1 / 1.000 nascimentos.

Idade materna MÉDIA tinha 31,7 anos . Todas as gestações foram espontâneos e o acompanhamento foi considerado conforme em 87,5% dos casos .

As mães estavam toxêmicas em 12,5% dos casos e 21,9% tinham apresentou diabetes gestacional durante a gravidez .

Oligoâmnio foi observado em 15,6% dos casos . Nenhum caso polidrâmnio n / D foi relatado

A taxa a taxa de parto cesáreo foi de 62,5%. A cesariana foi eletiva em 12 recém-nascidos, ou seja, 60% do total de cesarianas e 37,5% dos casos de PNO .

Parto é complicado por um Sofrimento fretale agudo em 6 recém - nascidos , taxa de 18,8%. Uma circularidade da medula foi observada em 9,4% dos casos . Três casos de placenta prévia foram foi relatado.

A análise das características dos recém-nascidos demonstrou o predomínio do sexo masculino descrito na literatura com proporção de sexo de 1,6. Metade dos recém-nascidos eram prematuros (IG < 37 semanas), dos quais 25% eram extremamente prematuros. O peso médio foi de 2.636 ge 40,6% dos casos tiveram baixo peso ao nascer (<2.500g).

A ventilação com máscara na sala de parto foi realizada em 37,5% dos casos.

Metade dos casos de PNO foram diagnosticados antes do primeiro semestre de vida; Os sinais mais comumente descritos foram polipneia, cianose e dessaturação. O diagnóstico de PNO espontânea foi feito em 19 casos, sendo oito deles idiopáticos.

Quanto à topografia, aproximadamente 2/3 dos PNOs descritos na literatura são retos unilaterais e 15 a 25% são bilaterais, o que é consistente com os resultados do nosso estudo. Em 31,3% dos casos, o PNO foi imediatamente sufocante.

A PNO foi associada à hérnia diafragmática em um caso e à malformação renal em outro caso.

As modalidades terapêuticas foram variadas e intimamente ligadas à gravidade da PNO. Assim, o manejo do pneumotórax baseou-se na monitorização com hiperóxia para acentuar a reabsorção de ar em 21,8% dos casos. A exsuflação da agulha foi realizada em 68,8% dos casos e a drenagem torácica foi necessária em 56,3% dos casos . Uma taxa de 62% tem necessidade de ventilação mecânica na modalidade " Ventilação Assistida Controlada Intermitente " (VMI) (50%) ou no modo

" oscilação de alta frequência " (OHF) (12%).

O desfecho foi fatal em 53,1% dos casos . Eram bebês prematuros em 64,7 % . a morte foi diretamente atribuído ao PNO em 2 casos.

O estudo comparativo com o grupo testemunha nos permitiu identificar um certo número de fatores de risco . Com efeito , a existência de oligoidrâmnio , a prática de Cesariana eletiva e ventilação por máscara e SIMV foram fatores de risco para ocorrência de pneumotórax neonatal . Esses Os resultados são consistentes com os dados da literatura .

No final do nosso estudar , temos poderia liberar um certo uma série de directivas para reduzir a incidência de PNO durante as primeiras 24 horas de vida. Outros estudos nacionais são necessário avaliar a prevalência da PNO neonatal e o desenvolvimento de diretrizes gerais para sua soquete responsável .

Assim , recomendamos :

- Bom acompanhamento da gravidez .
- Evitar tanto cesarianas possíveis eletivo antes de 39 SA.
- Se a reanimação neonatal for necessária, esta deverá ser realizada com cautela de acordo com as recomendações internacionais;
- Discutir o pneumotórax diante de qualquer desconforto respiratório neonatal , qualquer que seja o prazo , e intervir cedo.

6 REFERÊNCIAS

1. Yu, VYH, Liew, SW, Roberton, NRC Pneumotórax no recém-nascido: mudança de padrão. Arquivos de doenças na infância. 1975;50:449 .
2. Dordevicl I, Slavkovicl A, Slavkovic-Jovanovic2 M, Marjanovicl Z. Influência de risco fatores sobre frequência e prognóstico do pneumotórax neonatal , cinco ano experiência . Acta Medica Medianae . 2010;49(2):5-8.
3. Aly H, Massaro A, Acun C , Ozen M. Pneumotórax no recém-nascido : clínico apresentação , risco fatores e resultados . Os Jornal de Medicina Materno-Fetal e Neonatal. 2014;27(4):402-6.
4. Ogata ES, Gregory GA, Kitterman JA, et al. Pneumotórax no respiratório sofrimento síndrome : incidência e efeito sobre sinais vitais , gases sanguíneos e pH. Pediatrics. 1976;58:177 -83.
5. Goldberg RN, Abdenour GE. Síndrome de vazamento de ar: Cuidados intensivos do feto e do recém-nascido: Mosby- Yearbook; 1996:629-40.
6. Ali R, Ahmed S, Qadir M, Maheshwari P, Khan R. Pneumotórax em uma Unidade de Cuidados Terciários Neonatais: Série de Casos. Omã Med J. 2013;28(1):67-9.
7. Iacob D, Agoston-Vas AE, Grajdeanu M, Dima M, Enatescu I, et al. PNEUMOTÓRAX NEONATAL NO ―BEGA|| CLÍNICA DE NEONATOLOGIA ENTRE 2014-2015. JORNAL DE PEDIATRUM. 2016; 19:73–74
8. Zanardo V, Padovani E, Pittini C, Doglioni N, Ferrante A, Trevisanuto D. A influência do momento da cesariana eletiva no risco de pneumotórax neonatal. J Pediatr . 2007;150-252.
9. Boo NY, Cheah IG-S, para o Registro Neonatal Nacional da Malásia. Fatores de risco associados ao pneumotórax em unidades de terapia intensiva neonatal da Malásia. Journal of Paediatrics and Child Health. 2011;47(4):183-90.
10. Lim, MD, Ho Kim, MD, Jang Yong Jin, MD, Young Lim Shin, MD, Jae Ock Park, MD, Chang Hwi Kim, MD Sung Shin Kim, MD . Características do pneumotórax em uma unidade de terapia intensiva neonatal Ho Seop. J Korean Soc Neonatol .
2011;18:257-264
11. Al Matary A, Munshi H. Características do pneumotórax neonatal na Arábia Saudita: experiência de três anos. Oman Medical Journal.2017;32(2):135-139
12. Ngerncham S.MD, Kittiratsatcha P.MD, Pacharn P.MD. Fatores de

Risco de Pneumotórax nas Primeiras 24 Horas de Vida. J Med Assoc Thai. 2005; 88(8): 135-41

13. I. Girarda , C. Sommerb , S. Dahana, D. Mitancheza , P. Morville Desconforto respiratório em recém-nascidos a termo : qual fatores de risco para desenvolver pneumotórax ? Arquivos de Pediatria.2012;19:368-373

14. Steele RW, Metz JR, Bass JW, DuBois JJ. Pneumotórax e pneumomediatino no recém-nascido. Radiology. 1971;98: 629-32.

15. Benterud T, Sandvik L, Lindemann R. Cesariana está associada a pneumotórax e problemas respiratórios mais frequentes no neonato. Acta Obstetricia et Gynecologica Scandinavia. 2009; 88(3):359-61.

16. Jobe AH. Aumento do pneumotórax com cesárea eletiva. The Journal of Pediatrics. 2007;150(3):A2.

17. Silva ÍS, Flôr-de-Lima F, Rocha G, Alves I, Guimarães H. Pneumotórax em neonatos: experiência em Unidade de Terapia Intensiva Neonatal nível III. Jornal de Medicina Individualizada Pediátrica e Neonatal (JPNIM). 2016;5(2):e050220.

18. B Apiliogullari, Gs Sunam, S Ceran e H Koc: Avaliação do Pneumotórax Neonatal. The Journal of International Medical Research. 2011; 39: 2436 - 2440

19. Duong HH, Mirea L, Shah PS, Yang J, Lee SK, Sankaran K. Pneumotórax em neonatos: Tendências, preditores e resultados. J Neonatal Perinatal Med. 2014;7(1):29-38.

20. Zarkesh M, Momtazbakhsh M, Mojtabai H. Incidência e fatores de risco de pneumotórax em recém-nascidos prematuros de baixo peso sob ventilação mecânica. Iranian Journal of Neonatology IJN. 2013 Out 1;4(3):1-6.

21. Katar S, Devecioglu C, Kervancioglu M, Ulku" R. Pneumotórax espontâneo sintomático em recém-nascidos a termo. Pediatr Surg Int. 2006;22(9):755-758

22. Amuchou Singh S, Amin H. Pneumotórax espontâneo familiar em neonatos. Indian J Pediatr 2005; 72 (5) : 445-447

23. Gürsoy M, Shew SB, Ronna G. Miller, Smith EB, Gomez MR, Jaksic T. Preditores de sobrevivência em hérnia diafragmática congênita: análise multivariada de uma experiência de 10 anos. Journal of Turgut Özal Medical Center 1997;4(2):225-229

24. Ashkenazi S, Merlob P, Stark H, Einstein B, Grunebaum M,Reisner SH.

Anomalias renais em neonatos com pneumotórax espontâneo — incidência e avaliação. Int JPediatr Nephrol. 1983;4:25 -27
25. Al Tawil K, Abu-Ekteish FM, Tamimi O, Al Hathal MM, Al Hathlol K, Abu Laimun
8. Pneumotórax espontâneo sintomático em recém-nascidos a termo. Pediatr Pulmonol 2004;37:443 -446.
26. Kumar SP, Belik J. Quilotórax: uma complicação da colocação de dreno torácico em um neonato. Crit Care Med. 1984;12(4):411-412
27. Quak J, Szatmari A, van den Anker J. Tamponamento cardíaco em um neonato prematuro secundário a um dreno torácico. Acta Paediatr . 1993;82(5):490-491
28. Odita JC, Khan AS, Dincsoy M, Kayyali M, Masoud A, Ammari. A. Paralisia do nervo frênico neonatal resultante da drenagem intercostal do pneumotórax. Pediatr Radiologia . 1992;22(5):379-381
29. Litmanovitz I, Carlo WA: Manejo expectante de pneumotórax em neonatos ventilados. Pediatrics.2008;122: e975 - e979
30. Trevisanuto D, Doglioni N, Ferrarese P, Vedovato S, Cosmi E, Zanardo V. Pneumotórax neonatal: comparação entre transferências neonatais e bebês congênitos. J Perinat Med. 2005;33(5):449-454
31. Português Oze EA, Ergin AY, Sutcuoglu S, Ozturk C, Yurtseven A. O tamanho do pneumotórax na radiografia de tórax é um preditor de mortalidade neonatal? . Jornal Iraniano de Pediatria. 2013; 23 (5): 541-545.
32. Kamath BD, todd JK, GLazner JE. Resultados neonatais após parto cesáreo eletivo. Obstet Gynecol. 2009; 113(6):1231
33. Wilinska M, Bachman T, Swietlinski J, Wilinski G. Pneumotórax em neonatos durante suporte respiratório: incidência, tempo e associação com mortalidade e ventilação invasiva. Journal of Pediatric Sciences. 2014;6:e208
34. Terzic S, Heljic S, Panic J, Sadikovic M, Maksic H. Pneumotórax em prematuros com síndrome do desconforto respiratório: foco em fatores de risco. Journal of Pediatric and Neonatal Individualized Medicine. 2016;5(1):e050124
35. Arda 4rfan Serdar, Gürakan B, APIefendioglu D, Tüzün M. Tratamento de pneumotórax em recém-nascidos: Uso de cateter venoso versus dreno torácico. Pediatrics International. 2002 Fev 1;44(1):78-82.
36. Ogata ES, Gregory GA, Kitterman JA, Phibbs RH, Tooley WH.

Pneumotórax na síndrome do desconforto respiratório: incidência e efeito sobre sinais vitais, gases sanguíneos e pH. Pediatrics. 1976;58(2):177-183

37. Gibson C, Fonkalsrud EW. Pneumotórax iatrogênico e mortalidade em hérnia diafragmática congênita. Journal of Pediatric Surgery. 1983;18(5):555-9.

38. Bashour BN, Balfe JW. Anomalias do trato urinário em neonatos com pneumotórax espontâneo e/ou pneumonediastrnum. Pediatrics 1977;59 :1048-9.

41. AK Mandal, S. Yamini e X. Bean. Monitoramento de pressão expiratória e gasometria arterial em lactentes com pneumotórax: previsibilidade prognóstica. J Natl Med Assoc. 1990; 82(1): 33-37.

42. Rhea JT, DeLuca SA, Greene RE. Determinando o tamanho do pneumotórax no paciente ereto. Radiology 1982; 144:733 6.

43. Ramesh Bhat Y, Ramdas V. Fatores predisponentes, incidência e mortalidade de pneumotórax em neonatos. Minerva Pediatr . 2013;65(4):383-8.

7 APÊNDICES

ANEXO 1 : Ficha de estudo

Recém-nascido: -Identidade : Tel

- gênero: Mo Fo

-Data de nascimento:

Características Maternas :

Idade : <20 anos □ 20-35 □ >35· ; **Tipo sanguíneo:**

Consanguinidade : sim □ não □;

G..../P....EV....

Características da gravidez atual :

Acompanhamento correto da gravidez* : sim·não·; **Ecos normais** : nosso · não ·;

De outra forma :

Gravidez espontânea : sim·não·;

Gestações múltiplas : sim não

Complicações na gravidez

- **Oligoidrâmnio** : sim·não·; - **polidrâmnio** : sim·não·;

Placena pravea : sim não

- **SFC(RCIU)** : sim·não·; - **Desproporção feto-pélvica** : sim·não·;
- **TG** : sim não
- **DG** : sim·não·; **-Hipotireoidismo materno** : sim·não·;

MAPA sim·não· **; PODE** : sim não

Circunstâncias do parto

TIU:: sim não **Local** : Ambulância CHP do Hospital Universitário

Em casa; **Apresentação** : cume· assento· bregma· testa· rosto· ombro·

Aparência do líquido amniótico : claro, colorido, mecônio;

SFA : sim·não·; **Corioamnionite** : sim·não·;

RPM>18h : sim·não·; **Febre materna** : sim·não·;

Via de entrega : * **AVB** sim não: sem intervenção

Com intervenção· Tipo de intervenção: Episiotomia· ventosa· fórceps· * **C/S** sim· não·:

indicação para cesariana : **C/S eletivo** : sim 'não';

C/S AG : sim 'não'; **C/S Peridural** : sim 'não';

RSD : sim 'não' **; O2 livre** : sim 'não';

Aspiração traqueal de mecônio : sim 'não';

PPV : sim 'não' **; Intubação** : sim 'não'; **Narcan:** sim 'não'

Características da população estudada

Idade Gestacional : **<28** sim 'não' **; 28-32** sim 'não' **;**

32-36+6 dias: sim 'não' **; 37-42:** sim 'não' **; >42** sim 'não';

Peso ao nascer : **<1500** sim 'não'; **1500-2000** : sim 'não' **;**

2000-2500 : sim 'não';

> **2500** : sim 'não'

Pontuação de Apgar : 1min 5min 10min Motivo da internação

Características do PNO

Data de ocorrência : ; **H1:** sim 'não' ; **<H12** : sim 'não' ; **H12- H24** : sim 'não';

Severidade* : **distanciamento simples** : sim 'não';

moderado : sim 'não'; **sufocante** : sim 'não'

Localização : direito unilateral : sim 'não';

esquerda unilateral : sim 'não'; bilateral : sim 'não'

Circunstâncias da descoberta : Fortuito : sim 'não' se sim : **Rx:** sim 'não'; **clínica :** sim 'não'

| **EMA** : sim 'não';

Sinais respiratórios : sim 'não':

cianose sim 'não ';

sinais de luta sim 'não ';

polipneia isolada : sim 'não';

Dessaturação : sim 'não'; **TRHD** : sim 'não';

Aparência radiológica : Associação: ++

1. Hiperclaridade com desaparecimento do parênquima pulmonar no lado afetado sim 'não'
2. Vascularização diminuída ou ausente pulmonar . sim 'não'
3. Aumento do volume do hemitórax afetado sim 'não'
4. Expansão do EIC.sim 'não'
5. Achatamento da cúpula diafragmático no lado afetado . sim 'não'
6. Sinal de borda afiada. sim 'não'
7. Desvio Mediastinal e/ ou Coração e/ ou traquéia com redução do volume pulmonar saudável sim 'não'
8. silhueta de coração estreito . sim 'não'

Efusão parceiro : sim 'não': **PNM:** sim 'não';

Hidrotórax : sim 'não';

pneumopericárdio : sim 'não'; **Enfisema subcutâneo :** sim 'não '

Soquete responsável pelo PNO

	Ó	N	Duração	VM	Duração VM	**OUTROS**	Ó	N	Duração
Conservante sem oxigênio						Droga vaso A ~			
Oxigênio para manter saturação correta						Prostin			
Hiperóxia			-			sedação			
exalação , hiperóxia			-			enchimento			
Exalação , CPAP			-			Corticosteróides			
Exalação , drenagem									

Exalação , drenagem, VM			-	-	-				
Monóxido azoto			-	-	-				

Monitoramento

RI*tórax/24h I Número I

Dieta antes do PNO	Sim	Não				
Infusão antes do PNO	Sim	Não	VVP	KTVO	KTB	KTJ

Comorbidades associadas -Evolução do PNO

morbidades associado	Ó	N	Data	Tipo		Evolução O		N	Tipo
IA									
DRT									
MMH						Favorável : Resolução			
HDC						<24H			
EU SOU.						24H-3d			
Doença cardíaca congênita				-		>3d			
IMF						Piora			
IAS						PAH			
PAH						Morte			
Sofrimento . neurológico				-		**Causa da Morte**			
ECUN									
Distúrbios da DH						Nenhuma máquina			
Hg alveolar						Imediatamente sufocante			
Danos renais				-		Comorbidade			-
Malformação cirúrgica				-					
PAD									

Exames adicionais : as primeiras 24 horas

-Biologia: *agrupamento: *NFS: *CRP:

* Hemocultura : ... *Amostras periféricas :..

*Hemostasia: *glicemia: *Ionograma /uréia/criar

-Saturação de O2 : -Gasometria : * Po2 : *Pco2:ETF

FO

APÊNDICE 2 : Exsuflação torácica

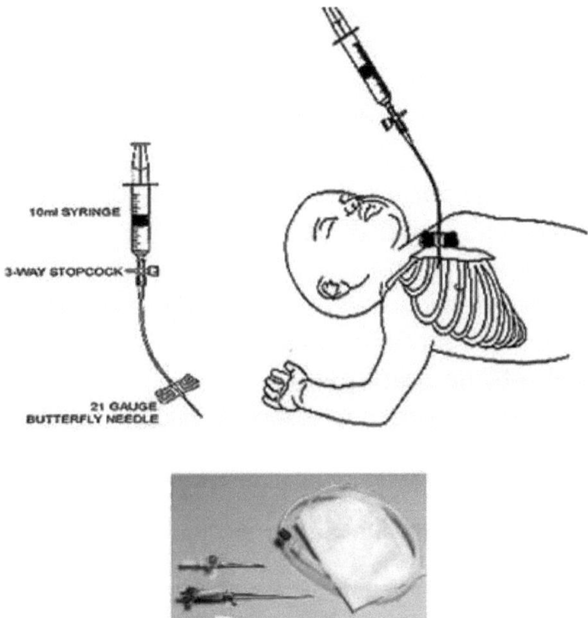

Equipamento de exsuflação (epicrânio G 21, toque seringa de três vias de 20 ml) Material de curativo

Colocação do dreno pleural

Analgesia de antemão xilocaína® ***Assepsia +++***

• O material

- dreno de trocarte de uso único, composto por um mandril metal com ponta distal pontiaguda ou espuma, com ponta proximal dotada de bojo de segurança . Este mandril ajusta muito exatamente dentro de um dreno transparente, perfurado, graduado e com nervura opaca aos raios X (dreno Joly, pequeno - dreno Mallinckrodt, grande).
- um Drainopack ®, ou outro material equivalente
- A pose
- desinfete o campo operatório , coloque o campo estéril
- incisão na pele com bisturi , do tamanho do diâmetro do dreno, voltada para a borda superior da costela (3º-4º espaço CI), no nível da

linha axilar média .

- insira o trocarte perpendicularmente à parede , uma mão servindo de — guarda -corpo || mantê - lo assim que a resistência cede, sinal de que o ralo Leste na cavidade pleural . Remova o mandril .
- empurre o ralo direcionando -o na cavidade pleural em direção ao terceiro esterno inferior (onde o ar se acumula em uma criança em posição supina). Aperte -o .
- feche a ferida pele por um fio com nó , passado ao redor do dreno espartano Para garantir a fixação para a pele .
- faça o molho (veja plano)
- conecte o dreno desbloqueado No sistema de drenagem . (figura)
- rádio para verifique a posição do dreno

2. **Monitoramento de drenagem**

A aspiração ser definido para depressão desejado (-15, -20 cm H2O) há borbulhamento moderado no compartimento de controle . O paciente está melhor ...

O dispositivo de drenagem nunca deve ser colocado acima do tórax do paciente .

3. **Remoção do dreno**

- quando a radiografia de tórax Leste satisfatório e que o dreno está cheio (= não é mais produtivo, não transmite mais as oscilações ligadas à respiração).
- após a desinfecção da pele, o operador corta o fio que prende o ralo à parede e o retira; pele massageada para dissociar os diferentes planos, ferida fechada com steristrip®.
- final do dreno cultivado.
- controle de rádio nas horas seguintes.

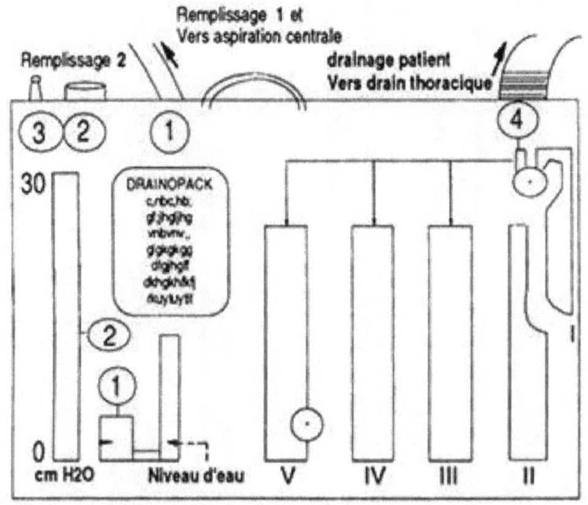

1) Câmara de enchimento **1** : com seringa cheia de água destilada , conectada ao tubo **1** , até o nível da água (segurança anti-refluxo).

2) Ajuste da depressão : através da abertura **2** , encha a câmara **2** até o nível de depressão desejado (máximo 30 cm H2O)

Para reduzir o vácuo, conecte uma seringa ao cone luer **3** e aspire

3) Conecte o dreno torácico ao tubo **4**

4) Conectar o tubo **1** à aspiração central . Colocar ligue a aspiração central e verifique se está funcionando corretamente observando bolhas nas câmaras **1** e **2** .

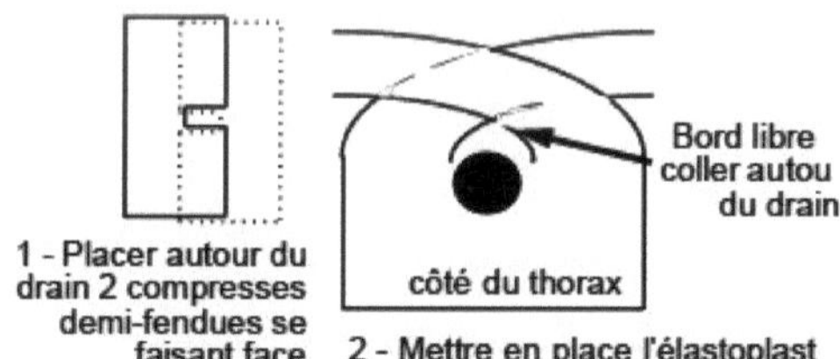

1 - Coloque ao redor do ralo 2 compressas meio divididas , uma de frente para a outra

Pasta de borda livre ao redor do dreno

2 – Coloque no lugar o elastoplasto

Curativo para dreno pleural

APÊNDICE 4

! EU._Infantil_Fluxo®_SiPAP_Sistema

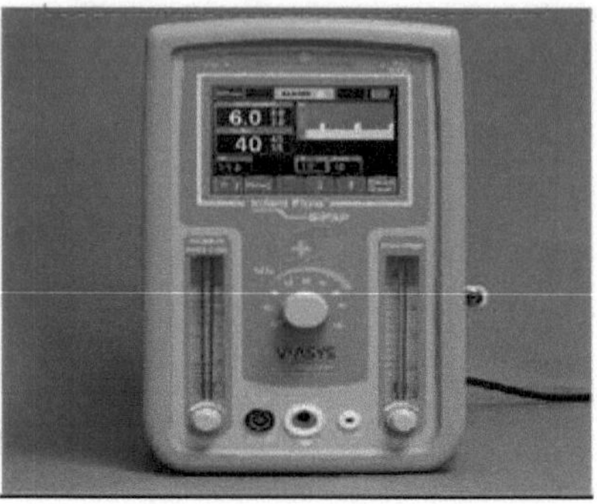

! II. Drager Babylog VN500

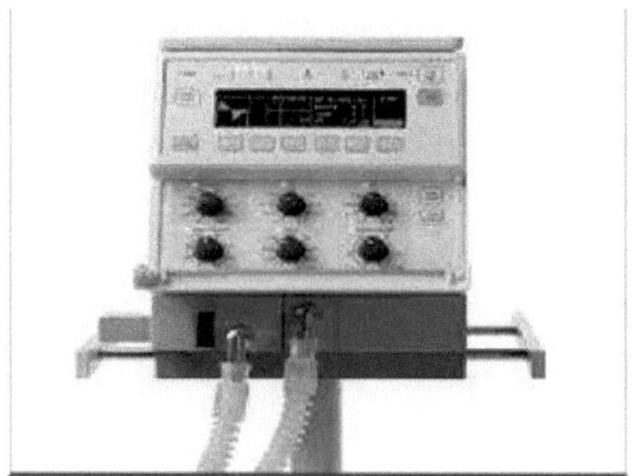

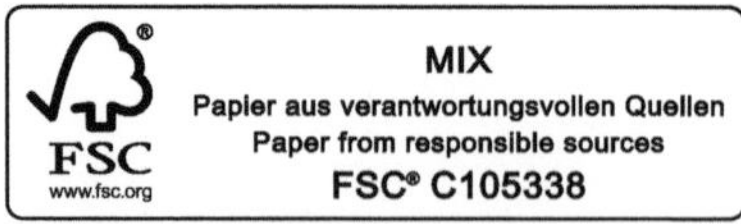

Printed by Books on Demand GmbH, Norderstedt / Germany